Dr. med. Ronja Lutz

Der Welt-Zucker-Betrug

Sechs Jahrzehnte zwischen Desinformation und Korruption

Der Inhalt dieser Schrift entstammt einem Vortrag auf den Gesundheitstagen der Gesellschaft für Gesundheitsberatung GGB e. V. vom 23. März 2024 in Lahnstein.

Dr. med. Ronja Lutz

DER WELT-ZUCKER-BETRUG

Sechs Jahrzehnte zwischen Desinformation und Korruption

emu verlag

1. Auflage 2024
ISBN 978-3-89189-238-1

Umschlaggestaltung: Johannes Lutz
Coverbild: Adobe Stock, NewFabrika
Satz: Eberl & Koesel Studio, Kempten
Druck und Bindung: Memminger MedienCentrum AG, Memmingen

INHALTSVERZEICHNIS

VORWORT

Im Jahr 2007 nahm ich an einer zahnärztlichen Tagung teil, die mein Leben veränderte. Ich erhielt eine Broschüre von einem Referenten, der das *U. S. National Diabetes Education Program* vertrat, welches Zahnärzte im Umgang mit Diabetes-Typ-2-Patienten im Praxisalltag schulen sollte. Die Ernährungsrichtlinien enthielten keine Aussage über die Reduktion der Zuckeraufnahme. Ein zweiter Hauptredner verteilte seinen »*Stop & Go Fast-Food Nutrition Guide*«, welcher süßem Tee (mit 44 Gramm Zucker) grünes Licht gab. Als ich ihn darauf ansprach, sagte er mir *»es gibt keine Belege, die Zucker mit chronischen Erkrankungen in Verbindung bringen«*. Sprachlos begann ich, mich zu fragen, ob die Zuckerindustrie die Informationen, die ich erhielt, auf irgendeine Art und Weise beeinflusst hatte.

Zurück zuhause sah ich mir eine Website der Zuckerindustrie an und fand Behauptungen, dass über 1.000 wissenschaftliche Studien und zahlreiche Regierungsberichte die Zusammenhänge zwischen Zucker und chronischen Erkrankungen widerlegt hätten. Ich dachte über meine bisherige Laufbahn als Zahnärztin nach und begann zu verstehen, dass, während es wichtig ist, sich mit den zahngesundheitlichen Belangen einzelner Patienten zu befassen, gesellschaftliche Gesundheitsziele niemals erreicht werden können, ohne den Einfluss der Zuckerindustrie zu adressieren.

Zwei Jahre später entdeckte ich vertrauliche Dokumente in einem öffentlichen Archiv, welche die bislang noch nicht erzählte Geschichte von PR-Taktiken der U. S.-Zuckerindustrie zur Beeinflussung von Forschungsarbeiten und Regierungsberichten über die Sicherheit von Zucker offenbarten. Das führte mich im Jahr 2013 zu einem Postdoc-Stipendium im *Center for Tobacco Control Research and Education* an der Universität von Kalifornien, San Francisco (UCSF). Dieses Zentrum hatte eine führende Rolle dabei gespielt, 90 Millionen Seiten zuvor geheimer Dokumente der Tabak-Industrie über die

UCSF Truth Tobacco Documents Library online verfügbar zu machen, und damit ein neues Gebiet wissenschaftlicher Erforschung industrieller Vorgehensweisen, basierend auf Dokumenten der Tabakindustrie, geschaffen.

Im November 2018 mündeten meine eigenen Bestrebungen der Dokumentensammlung in die Veröffentlichung des *UCSF online Food Industry Documents Archive*. Dieses neue Archiv ist entsprechend der *UCSF Truth Tobacco Industry Documents Library* gestaltet, enthält mittlerweile über 600.000 Seiten an Dokumenten der Zuckerindustrie in digitalisierter und durchsuchbarer Form und befindet sich weiterhin kontinuierlich im Wachsen. (Sie können unter https://www.industrydocuments.ucsf.edu/food/ auf das Archiv zugreifen.)

Es ehrt mich, dass sich Dr. med. Ronja Lutz dazu entschlossen hat, meine Forschungsergebnisse in dieses Buch aufzunehmen. Auch wenn meine Arbeit vorrangig auf die USA fokussiert ist, macht Dr. Lutz deutlich, dass die Zuckerindustrie global vernetzt ist. Durch die Aufarbeitung der Strategien der Zuckerindustrie, Verwirrung rund um die gesundheitlichen Auswirkungen von Zucker zu stiften und Wissenschaft, öffentliche Meinung und Politik zu beeinflussen, ist es uns möglich, zu verstehen, womit Vorreiter im Bereich der öffentlichen Gesundheit, wie Dr. Max Otto Bruker, konfrontiert waren, als sie vor Zucker warnten. Dieses Buch ist eine Form der »Bewusstseins-Schärfung«, um Sie, liebe Leser und Leserinnen, über die Vorgehensweisen der Zuckerindustrie zu informieren und Wege aufzuzeigen, diesen entgegenzutreten. Im Kampf gegen Fabrikzucker werden viele Stimmen benötigt und ich hoffe, dieses Buch wird Ihnen helfen, Ihre eigene Stimme zu erheben.

Cristin Kearns, DDS, MBA

Associate Professor
Preventive and Restorative Dental Sciences
Philip R. Lee Institute for Health Policy Studies
University of California, San Francisco

September 2024

DER ZUCKER ALS PATHOGENETISCHER FAKTOR

Vor über sechs Jahrzehnten – im Jahr 1962 – erschien das Buch »Der Zucker als pathogenetischer Faktor« (Bruker, 1962) von Dr. med. Max Otto Bruker, damals noch Chefarzt des Krankenhauses Eben-Ezer, in seiner ersten Auflage. Auf spannende Weise belegt diese Schrift, dass bereits seit langer Zeit sehr viel Wissen über Zucker und seine gesundheitliche Bedeutung vorhanden ist.

Der Untertitel dieses Werks lautete: »Gesammelte Forschungsergebnisse als Basis für umwälzende Erneuerungen der Diätetik«. Ein Titel, der während der Lektüre des Buches logisch und nachvollziehbar erscheint: Es entsteht der Eindruck, dass es die Ernährungsgewohnheiten der Menschen tatsächlich grundlegend hätte verändern können – und sollen.

Um das zu demonstrieren, soll im Folgenden beispielhaft dargestellt werden, welche wissenschaftlichen Erkenntnisse über die Auswirkungen des Fabrikzucker-Konsums bereits zum Erscheinen von »Der Zucker als pathogenetischer Faktor«[1] in den frühen 1960er Jahren vorlagen.

1 Anmerkung: Der Inhalt des damaligen Werkes findet sich im heutigen Buch »Zucker, Zucker. Krank durch Fabrikzucker. Von süßen Gewohnheiten, dunklen Machenschaften und bösen Folgen für die Gesundheit«. (Bruker & Gutjahr, 2024)

WISSENSCHAFTLICHE ERKENNTNISSE ZU FABRIKZUCKER VOR 1962

Bereits Ende der 50er-, Anfang der 60er-Jahre war sehr gut belegt, dass Fabrikzucker Zahnkaries verursacht. (Bruker, 1962; Haller, 2001; Yudkin, 1982) Eindrückliche Untersuchungen, unter anderem des Zahnarztes Weston Price, hatten gezeigt, wie schnell es durch die Einführung der Zivilisationskost mit großen Mengen an Fabrikzucker und Auszugsmehlen in verschiedenen Teilen der Welt zur Entstehung von Zahnkaries und auch anderen Ausprägungen von Gebissverfall kam. Gleichzeitig ließ sich nachweisen, dass diese Krankheiten bei Völkern, die keinen Kontakt zu Fabrikzucker hatten, quasi nicht existierten. (Haller, 2001)

Dank spannender Untersuchungen von Thomas L. Cleave und George D. Campbell sowie anderer Wissenschaftler bestanden außerdem sehr gute Kenntnisse über den Zusammenhang zwischen dem Verzehr raffinierter Kohlenhydrate und Übergewicht. Cleave formulierte damals sogar, der einzige primäre Grund für Übergewicht liege im Konsum raffinierter Kohlenhydrate, also Fabrikzucker und Auszugsmehl. (Cleave, 1974)

Außerdem galt der übermäßige Verzehr von Zucker schon weit davor, bereits Anfang des 20. Jahrhunderts, als eine der Ursachen für Diabetes mellitus. (Dufty, 1996) Es ließ sich nachweisen, dass die Todesraten von Diabetes mellitus lange mit der Höhe des Fabrikzuckerkonsums einhergingen. Und nicht nur das, bei diesen Untersuchungen zeigte sich, welch großer Unterschied zwischen dem Konsum isolierter und dem natürlich vorkommender Kohlenhydrate besteht: In Kriegszeiten, in denen der Konsum von Fabrikzucker abnahm und gleichzeitig die Gesamt-Kohlenhydrat-Aufnahme anstieg, kam es neben einem Rückgang der Karies-Rate auch zu einem Abfall der Diabetes-Sterblichkeit. (Cleave, 1974)

Ebenfalls bereits zu dieser Zeit gab es starke Anhaltspunkte dafür, dass der Fabrikzuckerkonsum ursächlich an der Entstehung der koronaren Herzkrankheit beteiligt ist und damit darin ein Grund für die steigenden Zahlen an Herzinfarkten zu suchen war. (Cleave, 1974; Yudkin & Lustig, 2018) Thomas L. Cleave und George D. Campbell konnten auch für die koronare Herzkrankheit zeigen, dass ein hoher Konsum raffinierter Kohlenhydrate mit hohen Krankheitszahlen einhergeht, während sie bei Völkern, die keine raffinierten Kohlenhydrate zu sich nahmen, fast gar nicht vorkam. (Cleave, 1974) Prof. John Yudkin hatte außerdem bereits im Jahr 1957 festgestellt, dass sich epidemiologisch eine stärkere Assoziation zwischen Zuckerkonsum und der koronaren Herzkrankheit als zwischen Fettkonsum und der koronaren Herzkrankheit herstellen lässt. (Yudkin, 1957)

Es lagen auch Hinweise auf den Zusammenhang mit weiteren Krankheiten vor, wie beispielsweise Magengeschwüren, Erkrankungen des Bewegungsapparates oder auch Krebs. (Bruker, 1962; Cleave, 1974) Der Fokus soll in diesem Rahmen jedoch vorerst auf die vier hier aufgeführten Krankheiten gelegt werden.

ERNÄHRUNGSEMPFEHLUNGEN ZU FABRIKZUCKER

Es existierten also gute Erkenntnisse dazu, dass Fabrikzuckerkonsum zu verschiedenen Krankheiten führt, die sowohl Lebensqualität als auch Lebensdauer massiv beeinträchtigen können. Doch interessanterweise spiegelte sich das nicht in den Ernährungsempfehlungen wider, die von verschiedenen Institutionen an die Bevölkerung gegeben wurden.

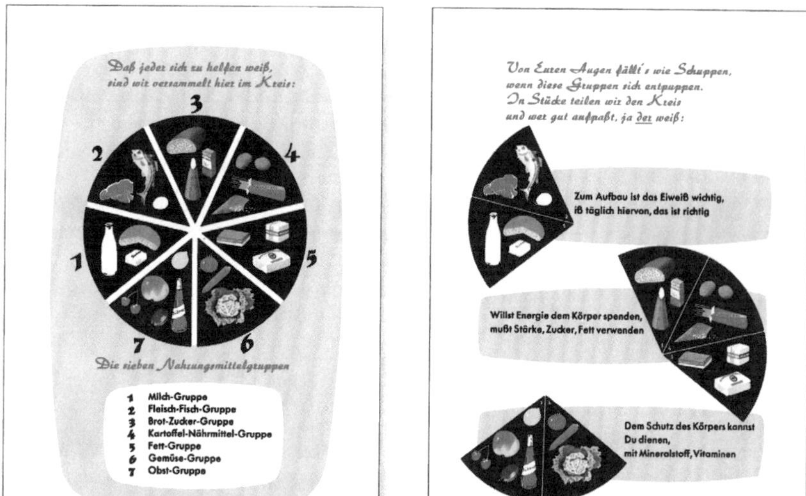

Grafik 1: Ernährungskreis: Die guten Sieben – DGE-Empfehlungen 1956 – 1986 (Deutsche Gesellschaft für Ernährung, 2003, S. 91)

So empfahl beispielsweise die Deutsche Gesellschaft für Ernährung (DGE) noch bis 1986 explizit, Fabrikzucker zu essen. In ihrem damaligen Ernährungskreis »Die guten Sieben« hieß es: *»Willst Energie dem Körper spenden, musst Stärke, Zucker, Fett verwenden.«* (s. Grafik 1, S. 12) Abgebildet war dabei für die sogenannte »Brot-Zucker-Gruppe« unter anderem ein Zuckerhut mit weißem Haushaltszucker, so dass davon ausgegangen werden kann, dass diese Empfehlung Fabrikzucker explizit einschloss. (Deutsche Gesellschaft für Ernährung, 2003)

Und auch mit einem Blick auf die globale Situation sieht es nicht besser aus: Die amerikanische Food and Drug Administration (FDA), die US-Behörde für Lebens- und Arzneimittelsicherheit, verlieh Fabrikzucker im Jahr 1976 den Status als sicheres Lebensmittel. Sie führte ihn in einer Liste mit Lebensmittelzusatzstoffen als »sicher« auf – eine Bewertung, die bis heute besteht.

Darin heißt es (übersetzt): *»Die verfügbaren Informationen über [Saccharose] lassen nicht auf eine Gefahr für die Öffentlichkeit schließen, wenn sie in den derzeit üblichen Mengen und in der derzeit praktizierten Weise verwendet wird.«* (Food and Drug Administration, 2020)

AUSWIRKUNGEN DES FABRIKZUCKERKONSUMS

Entsprechend kam es nicht zu umwälzenden Erneuerungen der Diätetik, wie sie sich Dr. Max Otto Bruker gewünscht hatte. Stattdessen ging der damals schon zu verzeichnende Anstieg sogenannter »nicht-übertragbarer Krankheiten« in großem Ausmaß weiter.

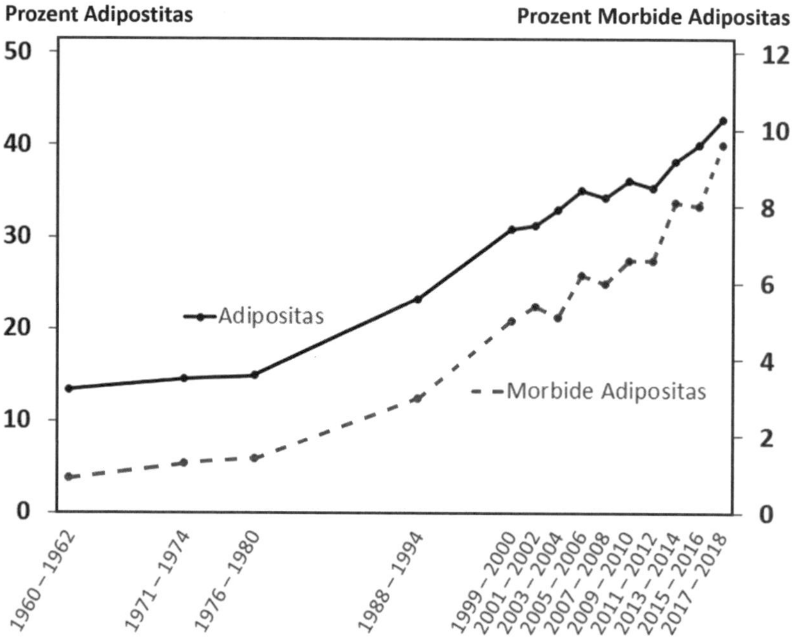

Grafik 2: Prävalenzwerte der Adipositas (BMI ≥ 30 kg/m²) und morbiden Adipositas (BMI ≥ 40 kg/m²) in den USA von 1960 bis 2018 für Erwachsene zwischen 20 und 74 Jahren (nach Fryar et al., 2020, S. 5)

So verdreifachte sich beispielsweise die Prävalenz, also das Vorkommen, der Adipositas in den USA in den letzten 6 Jahrzehnten auf 42,5 % (s. Grafik 2, S. 14). Einbezogen sind hierbei Menschen mit einem BMI größer gleich 30 kg/m^2. Grundsätzlich übergewichtig, also mit einem BMI größer gleich 25 kg/m^2, sind in den USA inzwischen über 73 % aller Erwachsenen. Die Prävalenz der morbiden Adipositas, also von Menschen mit einem BMI größer gleich 40 kg/m^2, hat sich in diesem Zeitraum sogar verzehnfacht und betrug im Jahr 2018 9 %. (Fryar et al., 2020)

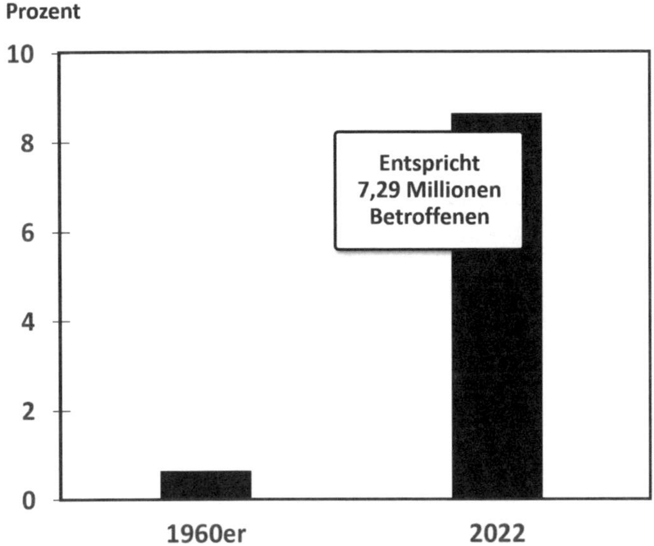

Grafik 3: Prävalenz des Diabetes in Deutschland – 1960er und 2022 (Diabetes mellitus Typ 2) im Vergleich (nach Grobe et al., 2024; Heidemann et al., 2013)

Für das nächste Beispiel soll der Blick nach Deutschland gerichtet werden: Hier lag die Diabetes-Prävalenz vor 6 Jahrzehnten noch unter einem Prozent. (Heidemann et al., 2013) Inzwischen hat sie sich mehr als verzehnfacht, auf 8,65 % im Jahr 2022, alleine für Diabetes mellitus Typ 2 (s. Grafik 3, S. 15). (Grobe et al., 2024) Das entspricht 7,29 Millionen betroffenen Menschen. Weltweit gab es im Jahr 2021 529 Millionen Betroffene. (GBD 2021 Diabetes Collaborators, 2023) Laut dem Robert-Koch-Institut soll die Erkrankung

Diabetes mellitus im Jahr 2017 deutschlandweit für etwa 268.000 durch Tod verlorene Lebensjahre verantwortlich gewesen sein. (Robert Koch Institut, 2024)

Auch für die koronare Herzkrankheit sieht die Situation nicht besser aus. Hierfür gibt es Prävalenz-Werte für die USA aus dem Jahr 1948, aus einer sehr frühen und lokal begrenzten Untersuchung, die mit etwa 1,7 % angegeben werden. (Dawber et al., 1957) Der Unterschied zu heutigen Werten der amerikanischen Bevölkerung ist dabei unverkennbar. Im Jahr 2018 wurde die Prävalenz bereits mit 6 % angegeben, was 19,6 Millionen Menschen entspricht (s. Grafik 4, S. 16). (Lee et al., 2022)

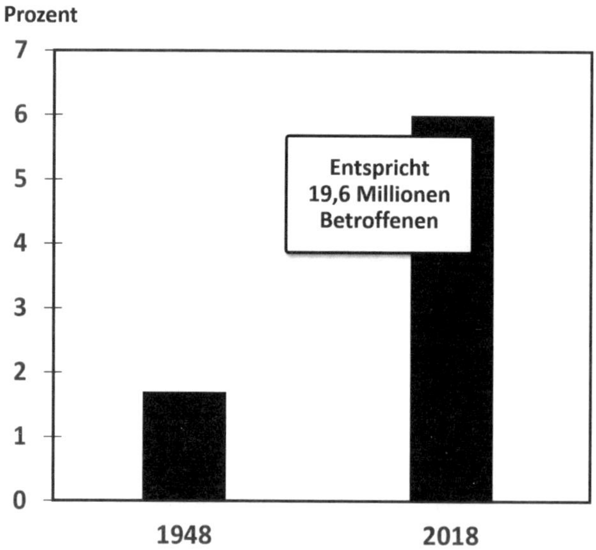

Grafik 4: Prävalenz der koronaren Herzkrankheit in den USA – 1948 und 2018 im Vergleich (nach Dawber et al., 1957; Lee et al., 2022)

In Deutschland beträgt die Prävalenz der koronaren Herzkrankheit bei über 30-Jährigen 8,3 %. Damit liegt sie ähnlich wie die des Diabetes mellitus. (Schüssel et al., 2022) Weltweit starben nach Schätzungen der Weltgesundheitsorganisation WHO im Jahr 2019 insgesamt 8,9 Millionen Menschen an der koronaren Herzkrankheit. (Schüssel et al., 2022)

FINANZIELLE INTERESSEN

Der Blick auf diese Informationen führt zu der berechtigten Frage, wie es dazu kommen konnte, dass die Erkenntnisse der Wissenschaft nicht dazu genutzt wurden, Menschen vor diesen schwerwiegenden Erkrankungen zu schützen. Wie diese Schrift zeigen wird, spielen dabei finanzielle Interessen eine entscheidende Rolle.

Es gibt verschiedene Industriezweige, die wirtschaftliche Interessen daran haben, dass Fabrikzucker in einem guten Licht steht: Allen voran natürlich die Zuckerindustrie, auf die hier ein besonderer Fokus gelegt werden soll, aber auch die zuckerverarbeitende Industrie, also beispielsweise die Süßwaren- oder Süßgetränke-Industrie und andere Industrie-Zweige, die von hohen Zucker-Verkaufszahlen profitieren, wie etwa die Agrarindustrie, die Zuckerrüben als Ausgangsprodukt für die Fabrikzucker-Produktion in Deutschland bereitstellt.

Für wirtschaftliche Vereinigungen, die Firmen dieser Industriezweige vertraten, galten wissenschaftliche Erkenntnisse wie die oben genannten als eine Gefahr, die sie vor große Herausforderungen stellte. Auf der einen Seite bestand – und besteht – der Wunsch nach stabilen oder gar steigenden Absatzzahlen, auf der anderen Seite soll ein Produkt vermarktet werden, das nachweislich Schaden verursacht.

STRATEGIEN ZUR VERTEIDIGUNG DES FABRIKZUCKERS

Im Umgang der entsprechenden Verbände mit derartigen Konflikten haben sich über die vergangenen Jahrzehnte verschiedene Strategien herauskristallisiert. In diesem Rahmen soll auf vier wesentliche, übergeordnete Strategien eingegangen werden, die sich in Handlungen der Zucker- und zuckerverarbeitenden Industrie vielfach wiederfinden. Selbstverständlich sind diese Strategien auch auf andere Industriezweige übertragbar, die vor ähnlichen Problemen stehen. Ein gutes Beispiel hierfür ist die Tabakindustrie, die ebenfalls versucht, ein schädliches Produkt zu vermarkten.

Die erste Strategie liegt im Erzeugen von Verwirrung. Diese ist für sich genommen bereits von großer Bedeutung, bildet aber auch eine entscheidende Grundlage für die Umsetzung der anderen Strategien: die Beeinflussung der Forschung, die Beeinflussung der Öffentlichkeit und die Beeinflussung der Politik. Diese verschiedenen Strategien greifen teilweise ineinander und bauen teilweise aufeinander auf. Im Folgenden soll auf alle im Einzelnen eingegangen und dabei gemäß des Mottos der GGB-Gesundheitstage im Frühjahr 2024 »Gekaufte Wissenschaft – Gemachte Wahrheit?«[2] ein gesondertes Augenmerk auf die Beeinflussung von Forschung und Öffentlichkeit gelegt werden.

Strategie 1: Erzeugen von Verwirrung

Als Auftakt für den Themenbereich der »Verwirrung« soll auf zwei Werbemittel der 1960er und 1970er Jahre verwiesen werden.

Bei ersterem (s. Grafik 6, S. 43) handelt es sich um eine Postkarte, die *»süße Geburtstagsgrüße«* verspricht (Gutsch, zwischen 1960 und 1965). Abgebildet ist darauf ein kleines Männchen, das einen großen, schwer aussehen-

2 Diese Schrift entstammt einem Vortrag, der am 23. März 2024 auf der genannten Tagung stattfand.

den Zuckerhut trägt. Ergänzend lautet die Überschrift: *»Zucker gibt Kraft«*. Zucker wird also als etwas Stärkendes, Energiegebendes dargestellt. Derartige Aussagen ziehen sich durch die damaligen Werbekampagnen und über die Jahrzehnte bis in die heutige Zeit.

Konkreter wird das im zweiten Werbemittel (s. Grafik 7, S. 43), einer Anzeige, die im Rahmen der großangelegten Kampagne *»Zucker zaubert«* erschien (vgl. Kapitel »Werbeanzeigen der 1960er und 1970er-Jahre«, S. 37). Im darauf abgedruckten Text heißt es unter anderem: *»Zucker gibt Energie und Ausdauer [...] Zucker steigert die Leistung [...] Zucker macht kräftig und aktiv [...] Zucker ist der ideale Energiespender [...] Zucker ist aus Sonnenlicht im grünen Blatt der Pflanze entstanden [...] Reinster Kraftspender der Natur, unentbehrlich und lebensnotwendig«*. (Informationen der Wirtschaft, 1960d)

Bei derartigen Sätzen handelt es sich im Grunde nicht um klassische Lügen, sondern um geschickt dargestellte Halbwahrheiten, denn die entscheidende Frage lautet: Was ist eigentlich Zucker?

Nicht umsonst formulierte der Schweizer Journalist Al Imfeld in seinem Werk »Zucker«: *»Viele reden von und über Zucker. Aber kaum zwei Menschen gebrauchen den Begriff im gleichen Sinn.«* (Imfeld, 1983, S. 15)

Verwirrung der Begrifflichkeiten

Grundsätzlich kann der Begriff »Zucker« synonym zum Begriff »Kohlenhydrate« verwendet werden. Rein chemisch gesehen ist »Zucker« ein Überbegriff. Sowohl Einfachzucker, wie beispielsweise Trauben- oder Fruchtzucker, als auch Zweifachzucker, wie Rohrzucker, die sogenannte Saccharose, sind Zuckerstoffe. Ebenso die Stärke, ein Mehrfachzucker, wie wir ihn in Kartoffeln oder Getreide finden. Und tatsächlich werden Kohlenhydrate, also Zucker, von Pflanzen im Rahmen der Photosynthese mithilfe von Sonnenlicht gebildet.

Richtig ist ebenfalls, dass unser Körper aus Zuckerstoffen Energie gewinnen kann. Allerdings verwandelt sich der Zucker, den wir aufnehmen, ob in einer Frucht, Getreide oder einem künstlichen Produkt, nicht einfach in Energie. Im Gegenteil: Er muss in unseren Zellen in einer Vielzahl von Stoffwechselschritten aktiv abgebaut werden und kann dadurch zur Energiegewinnung genutzt werden.

Für den korrekten Ablauf dieser Stoffwechselschritte sind neben körpereigenen Enzymen auch sogenannte Vitalstoffe[3] notwendig, also beispielsweise Vitamine, Mineralstoffe und Spurenelemente.

Wird Zucker im natürlichen Verbund aufgenommen, zum Beispiel durch den Genuss eines frischen Apfels, erhält der Körper dabei nicht nur den Zucker selbst, sondern auch zahlreiche in der Frucht enthaltene Vitalstoffe. Diese benötigt der Organismus, um aus dem Zucker Energie zu gewinnen.

Wird hingegen isolierter Zucker aufgenommen, also ein in Fabriken produzierter Zucker, dann ist dieser fast oder, wie im Fall des weißen Haushaltszuckers, vollständig frei von Vitalstoffen. Die Stoffe, die notwendig sind, um aus dem Zucker Energie zu gewinnen, werden also nicht mitgeliefert.

Was in diesem Fall geschieht, ließ sich bereits in den frühen 1960er Jahren auf Stoffwechselebene gut erklären, so wie es Dr. Max Otto Bruker in seinem Werk »Der Zucker als pathogenetischer Faktor« tat: Der Zucker wird dennoch so gut es geht zur Energiegewinnung genutzt. Die dafür nötigen Vitalstoffe müssen dem Körper dabei jedoch an anderer Stelle entzogen werden: Es kommt zu einem vorübergehenden, relativen Mangel an Vitalstoffen.

Bei einem einmaligen Fabrikzuckerkonsum zieht das keine wesentlichen Konsequenzen nach sich. Wird jedoch über lange Zeit immer wieder Fabrikzucker in relevanten Mengen aufgenommen, führt der dadurch entstehende Vitalstoffmangel zu Stoffwechselstörungen, die wiederum die Entstehung verschiedener Krankheiten nach sich ziehen. (Bruker, 1962; Bruker & Gutjahr, 2024)

Irreführende Aussagen mit gesundheitsschädlichen Schlussfolgerungen

Was passiert also in den oben aufgeführten, beispielhaften Werbetexten? Es werden Aussagen zum Begriff »Zucker« getroffen, die teilweise wahr wären, wenn »Zucker« im natürlichen Verbund gemeint wäre. Gemeint ist aber isolierter Zucker, also Fabrikzucker. Dieser ist weder idealer Energiespender noch unentbehrlich oder gar lebensnotwendig. Damit sind derartige Aussagen zum Teil falsch, mindestens aber irreführend.

Leider lässt sich immer wieder feststellen, dass sich diese Verwirrung noch

---

3 Anmerkung: Unter Vitalstoffen versteht man Vitamine, Mineralstoffe, Spurenelemente, Enzyme, ungesättigte Fettsäuren, Aromastoffe und Faserstoffe.

heute auswirkt: Viele Menschen kennen den Unterschied zwischen natürlich vorkommendem Zucker und Fabrikzucker nicht – und vor allem nicht die unterschiedliche Bedeutung für die Gesundheit und die Entstehung von Krankheiten. Dadurch kommt es immer wieder zu falschen Annahmen, wie beispielsweise, wichtig sei nur die Gesamtmenge des Zuckers, egal ob natürlich oder isoliert. Oder dazu, dass die negativen Eigenschaften des isolierten Zuckers auf natürlich vorkommenden Zucker übertragen werden und deshalb vom Genuss natürlicher Lebensmittel abgeraten wird.

Das führt zu Verständnis- und Kommunikationsproblemen, die es vielen Menschen schwer machen, Aussagen rund um Zucker richtig einzuordnen.

Zusammenfassend ist es an dieser Stelle also wichtig zu verstehen, dass der Zucker an sich nicht das Entscheidende ist, sondern ob er im natürlichen Verbund mit Vitalstoffen aufgenommen wird oder nicht.

Wenn das nicht klar ist, kommt es zu einer Verwirrung, die weit verbreitet ist und die sich die Zuckerindustrie, wie bereits erwähnt, vielseitig zu Nutze machen kann.

Strategie 2: Beeinflussung der Forschung

Dies führt uns zur zweiten Strategie, der Beeinflussung der Forschung. Exemplarisch sollen drei Wege dieser Art der Beeinflussung aufgezeigt und zu ihnen jeweils ausgewählte Beispiele vorgestellt werden. Der erste ist die Lenkung der Forschungsrichtung und das Verhindern unerwünschter Forschung, der zweite die Manipulation von Forschungsergebnissen und der dritte das Vertuschen potenziell marktschädigender Forschungsergebnisse.

Lenkung der Forschungsrichtung und Verhindern unerwünschter Forschung

Das Beispiel zur Lenkung der Forschungsrichtung und dem Verhindern unerwünschter Forschung stammt aus den späten 1960er Jahren.

Damals beschloss das Nationale Institut für zahnmedizinische Forschung der USA, das »National Institute of Dental Research«, abgekürzt NIDR, ein spezielles Forschungsprogramm ins Leben zu rufen: Das sogenanntes Nationale Karies-Programm. (vgl. für das gesamte Kapitel Kearns et al., 2015)

Dieses Programm stand unter dem sehr ehrgeizigen Ziel, die Zahnkaries innerhalb eines Jahrzehnts vollständig auszurotten. Bereits während der Entstehung wurde das Projekt durch den damaligen US-Präsidenten Lyndon B. Johnson öffentlich gelobt und später von staatlicher Seite mit großen finanziellen Mitteln gefördert. Grund dafür war unter anderem, dass die Ansätze des Projekts auf neuen wissenschaftlichen Erkenntnissen basierten, die Hoffnung auf eine erfolgreiche Eindämmung der Zahnkaries weckten. Aktuelle Forschungsergebnisse zum Hergang der Kariesentstehung hatten gezeigt, welche Bakterien dabei eine Schlüsselrolle spielen und dass Saccharose (also Rohrzucker) eine besondere Gefahr darstellt.

Im Jahr 1967 wurden drei Forschungsprioritäten für das Nationale Karies-Programm formuliert: Erstens die Reduktion der Virulenz der beteiligten Bakterien nach der Exposition zu Zucker, zweitens die Erforschung möglicher Effekte durch die Gabe von Fluoriden und drittens eine Umstellung hin zu einer nicht-kariesfördernden Ernährungsweise.

Selbstverständlich erkannte die Zuckerindustrie Letzteres als Gefahr: Eine zahngesundheitsfördernde Ernährung stellte eine Bedrohung für ihre Verkaufszahlen dar. Aus diesem Grund kam es zu einer Intervention durch die damalige »Sugar Research Foundation«, abgekürzt SRF. Dabei handelte es sich um eine Handels-Organisation, die führende Unternehmen der Zuckerindustrie vertrat. Sie ist Vorgänger der heutigen »World Sugar Research Organisation«, die mittlerweile auf internationaler Ebene tätig ist.

Aus internen Dokumenten der SRF geht hervor, dass dieser bereits seit Längerem bewusst war, dass Saccharose eine entscheidende Rolle in der Entstehung der Zahnkaries spielt. So wurde beispielsweise in einem Jahresbericht aus dem Jahr 1950 festgehalten, dass es das übergeordnete Ziel sei, Methoden zur Karies-Kontrolle zu finden, die nicht mit einer Einschränkung des Zucker-Konsums verbunden seien. Die eigene Forschung der Industrie sei gezielt als Teil einer Strategie ausgewählt worden, die Aufmerksamkeit von der Zucker-Restriktion abzulenken.

Das Karies-Programm des Nationalen Instituts für zahnmedizinische Forschung stellte nun jedoch eine neue, konkrete Bedrohung dar. Durch verschiedene Maßnahmen, von denen sich einige rekonstruieren lassen, versuchte die SRF, diese Bedrohung abzuwenden.

Dazu gehörte unter anderem die Gründung des sogenannten Projekts 269. Als Hauptgeldgeber dieses Forschungs-Projektes fungierte die Schokoladen- und Süßwarenindustrie. Inhalt war zum einen die Forschung zur Beigabe von Enzymen zu zuckerhaltigen Nahrungsmitteln, welche den Zahnbelag aufbrechen und somit die karieserzeugende Wirkung des Fabrikzuckers akut eindämmen sollten. Zum anderen lag ein Fokus auf der Entwicklung einer Impfung gegen karieserzeugende Bakterien.

Als weitere Maßnahme galt der Versuch, intensive Beziehungen zur Führung des Nationalen Instituts für zahnmedizinische Forschung aufzubauen, um auf wichtige Entscheidungen entsprechend einwirken zu können. In ähnlichem Sinne erfolgte außerdem eine gezielte Beratung und Einflussnahme auf Mitglieder des für das Nationale-Kariesprogramm zuständigen Expertengremiums.

Und schließlich erstellte das SRF einen eigenen Bericht zu Forschungsprioritäten, den es dem Nationalen Institut für zahnmedizinische Forschung als Empfehlung zum Nationalen Karies-Programm einreichte.

Zu diesem Zeitpunkt waren die Kontakte und Verwebungen bereits so gut, dass der Bericht zu großen Teilen übernommen wurde, als das Nationale Institut für zahnmedizinische Forschung im Jahr 1971 zum Auftakt des Nationalen Kariesprogramms seinen offiziellen Aufruf für Forschungsanliegen veröffentlichte. Die Übereinstimmung der beiden Dokumente betrug 78 %.

Somit war das Karies-Programm also von einem staatlichen Vorhaben zu einem Projekt mit massiver Industriebeteiligung geworden.

Der Einfluss der Zuckerindustrie blieb selbstverständlich nicht ohne Folgen. Durch die unterschiedlichen Maßnahmen der SRF kam es zu einer Veränderung der Forschungsprioritäten des Nationalen Karies-Programms. Der Fokus wurde weggerichtet von einer zahngesundheitsfördernden Ernährung, hin zur Beeinflussung der Bakterien-Virulenz und der Gabe von Fluoriden.

Damit hatte die Zuckerindustrie ihr langjähriges Ziel erreicht, die Diskussion und Forschung rund um die Zahnkaries von der Reduktion des Zuckerkonsums abzulenken und das Schlaglicht stattdessen auf das Verhindern der schädlichen Folgen des Fabrikzuckers zu legen, ohne eine Einschränkung des Konsums selbst.

Das Nationale Institut für zahnmedizinische Forschung erreichte sein erklärtes Ziel hingegen nicht. Im Jahr 1980, also fast 10 Jahre nach Inkrafttreten des Karies-Programms, hatten noch immer 64 % der Kinder in den USA Karies. Und selbst heute, im Jahr 2024, kann bei weitem nicht davon gesprochen werden, dass die Zahnkaries ausgerottet sei.

Ein Mitglied des damaligen Expertengremiums des Nationalen Instituts für zahnmedizinische Forschung, Dr. Basil Bibby, dessen Forschungsschwerpunkt im Bereich der Ernährungsumstellung lag, äußerte sich im Jahr 1990 rückblickend zum Nationalen Karies-Programm. In seinem Buch »Food and the teeth« schrieb er, es seien nur ein oder zwei kleine Forschungszuschüsse bewilligt worden, die mit der Kariogenität (den Karies-erzeugenden Eigenschaften) der Ernährung zu tun hatten, verglichen mit hunderten großzügigen Prämien für andere Bereiche. Weiter formulierte er (übersetzt): *»Das Versagen des National Institute for Dental Research, Forschung zur Ernährung zu fördern, bedeutete, dass es keine Forschergruppe in den USA gab, die genug finanzielle Mittel hatte, um entscheidende Forschung zur Kariogenität von Nahrungsmitteln durchzuführen.«* (Bibby, 1990 zitiert nach Kearns et al., 2015, S. 13)

Somit war diese Bedrohung für die Zuckerindustrie vorerst effektiv abgewendet worden. (Kearns et al., 2015)

Manipulation von Forschungsergebnissen

Natürlich lässt sich nicht immer verhindern, dass irgendwo auf der Welt Forschung durchgeführt wird, die verschiedene Industriezweige als bedrohlich einstufen. Das führt uns zum nächsten Punkt, der Manipulation von Forschungsergebnissen, zu dem im Folgenden zwei Beispiele erläutert werden.

Konsum zuckerhaltiger Getränke

Hierfür soll zuerst auf die Studienlage zum Zusammenhang zwischen dem Konsum zuckerhaltiger Getränke und Adipositas sowie Diabetes Typ 2 eingegangen werden.

Im Jahr 2016 untersuchte eine Forschergruppe aus San Francisco alle englischsprachigen Übersichtsarbeiten und experimentellen Studien der vorangegangenen 15 Jahre zu diesem Thema im Hinblick auf finanzielle Interessenkonflikte. (Schillinger et al., 2016)

Sie wertete insgesamt 60 Studien aus, welche die Auswirkungen zuckerhaltiger Getränke auf die Entstehung von Adipositas und Diabetes Typ 2 untersucht hatten. 26 dieser Studien kamen zu dem Ergebnis, es bestünde kein Zusammenhang zwischen zuckerhaltigen Getränken und den beiden Erkrankungen, 34 Studien stellten einen positiven Zusammenhang fest. Auf den ersten Blick erwecken diese Zahlen den Eindruck, es handele sich hierbei um eine wissenschaftlich sehr umstrittene oder zumindest nicht abschließend geklärte Frage.

Interessant ist jedoch, bei welchen dieser Studien finanzielle Interessenkonflikte zur Süßgetränke-Industrie bestanden: Von den 34 Studien, die einen positiven Zusammenhang zwischen zuckerhaltigen Getränken und Adipositas sowie Diabetes Typ 2 festgestellt hatten, hatte eine einzige einen finanziellen Bezug zur Süßgetränke-Industrie. Von den 26 Studien, die ergaben, dass zuckerhaltige Getränke keinen Einfluss auf die Erkrankungen hätten, waren 25, also 96 %, entweder direkt von der Süßgetränke-Industrie finanziert oder von Autoren erstellt, die finanzielle Verbindungen zu dieser hatten (s. Grafik 5, S. 26). (Schillinger et al., 2016)

Hierbei wird deutlich, dass die Süßgetränke-Industrie auch auf den aktuellen wissenschaftlichen Prozess gezielten Einfluss ausübt und versucht, ihn zu ihren Gunsten zu manipulieren. Häufig geht es bei derartigen Anstrengungen nicht darum, ein einheitlich für die Industrie sprechendes Bild zu erzeugen. Bereits das Erzeugen von Kontroversen lässt sich von Seiten der Industrie gut nutzen. Auf diese Weise können nicht nur in (Verkaufs-)Argumentationen selektiv die Studien herangezogen werden, die das eigene Produkt in einem guten Licht dastehen lassen, es lässt sich auch sagen, die Frage zur Schädlichkeit des Produktes sei nicht abschließend geklärt. Und, solange die wissenschaftliche Klärung ausstehend sei (die fortlaufend verhindert oder zumindest verzögert wird), müsse von politischen Maßnahmen oder potenziell verkaufsschädigenden Informationen durch verschiedene Institutionen abgesehen werden.

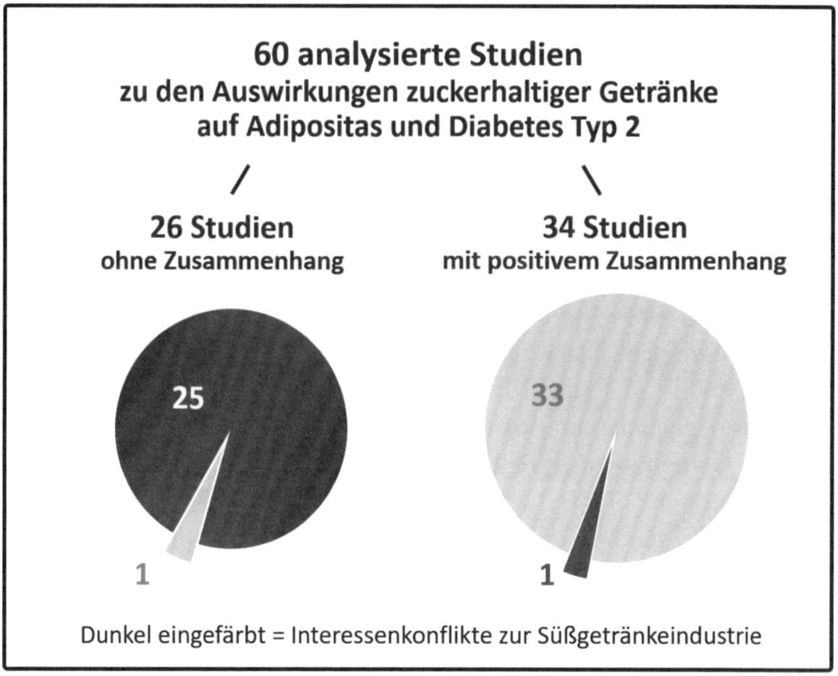

Grafik 5: Schematische Darstellung der manipulierten Studienlage zu zuckerhaltigen Getränken (Schillinger et al., 2016)

Koronare Herzkrankheit: Ablenkung der Schuld auf Nahrungsfette

Das nächste Beispiel liegt einige Jahrzehnte in der Vergangenheit und soll in diesem Rahmen erläutert werden, um einen Blick auf die Anfänge einer Diskussion zu werfen, deren Klärung bis heute noch immer nicht erreicht wurde, obwohl sich bereits vor sechs Jahrzehnten ein deutliches Bild dazu abzeichnete. (vgl. für das gesamte Kapitel Kearns et al., 2016)

In den 1950er Jahren ließ sich eine überproportional hohe Sterblichkeit an koronarer Herzkrankheit bei amerikanischen Männern beobachten. Diese besorgniserregende Entwicklung führte dazu, dass der Einfluss verschiedener Ernährungsfaktoren auf diese Erkrankung eingehend untersucht wurde.

Nach einiger Zeit, in den 1960ern, hatten sich zwei bekannte Verfechter mit konträren Hypothesen zur Entstehung der koronaren Herzkrankheit herauskristallisiert. Prof. Dr. John Yudkin machte zugesetzte Zucker verantwortlich, Dr. Ancel Keys dagegen Gesamtfett, gesättigtes Fett und Cholesterin.

Einflussnahme durch die Zuckerindustrie

Viele Daten und Erkenntnisse sprachen für Prof. Yudkins These und damit für zugesetzten Zucker als Hauptverantwortlichen, doch im Jahr 1967 nahm die Diskussion eine unerwartete Wende. Wie es dazu kam, konnte vor einigen Jahren von einem Forscherteam aus San Francisco rund um die Wissenschaftlerin Dr. Cristin Kearns in Teilen aufgeklärt werden. Dieses Team analysierte anhand interner Dokumente der Zuckerindustrie, Korrespondenzen, Jahresberichten, Tagungsbänden und Statements, wie die Zuckerindustrie den Fortgang der wissenschaftlichen Debatte aktiv beeinflusste. (Kearns et al., 2016) Der rekonstruierte Hergang soll im Folgenden möglichst genau dargestellt werden.

Im Jahr 1962 wurden Hinweise dazu bekannt, dass eine Niedrig-Fett-Diät mit einem hohen Zuckergehalt die Serum-Cholesterin-Level und damit vermutlich das Risiko für eine koronare Herzkrankheit erhöhen kann. Es folgten interne Absprachen der Sugar Research Foundation (SRF), dieses Forschungsfeld eng im Blick zu behalten.

Darauf aufbauend erstattete der damalige Vize-Präsident der SRF, John Hickson, im Dezember 1964 intern Bericht über neue besorgniserregende Forschungsergebnisse zur koronaren Herzkrankheit. Diese wiesen darauf hin, dass Zucker eine weniger gute Energie-Quelle sei als andere Kohlenhydrate. Außerdem habe Prof. John Yudkin in Populationsstudien Fett als primäre Ursache für die Entstehung der koronaren Herzkrankheit ausgesondert.

So entstand die Idee, Forschung zu finanzieren, die die Schwächen unliebsamer Studien herausstellen und die Kritiker widerlegen sollte. Damit wurde vor sechs Jahrzehnten die Grundlage für einen Wissenschaftsbetrug gelegt, der sich bis in die heutige Zeit auswirkt.

Im Jahr 1965 lud die SRF Prof. Dr. Fredrick Stare ein, ihrem wissenschaftlichen Beirat beizutreten. Prof. Stare war Vorsitzender der Abteilung für Ernährung an der Harvard Universität für öffentliche Gesundheit. Er galt als Experte für diätische Ursachen der koronaren Herzkrankheit und hatte bereits zuvor wiederholt aufgrund finanzieller Interessenkonflikte industriefreundliche Positionen bezogen.

Das Projekt 226

Am 01. Juli 1965 besuchte der Vize-Präsident der SRF, John Hickson, D. Mark Hegsted, ein Fakultätsmitglied von Prof. Stare, um erste Gespräche über ein Forschungsvorhaben zu führen. Zuvor waren drei wissenschaftliche Artikel erschienen, die darauf hinwiesen, dass Saccharose maßgeblich an der Entstehung der koronaren Herzkrankheit beteiligt sein könnte und die Zuckerindustrie damit in Bedrängnis brachten.

Dieses Treffen scheint der Auftakt für das sogenannte Projekt 226 gewesen zu sein, welches wenige Tage später, am 13. Juli 1965, offiziell startete. Dabei handelte es sich um ein industriefinanziertes Forschungsprojekt: Die drei Wissenschaftler Mark Hegsted, Robert McGandy und Fredrick Stare sollten eine Literatur-Übersichtsarbeit über *»Kohlenhydrate und den Cholesterinstoffwechsel«* erstellen. Im Gesamten erhielten sie dafür 6500 $, vergleichbar mit etwa 50.000 $ in der heutigen Zeit.

Aus den analysierten Korrespondenzen geht hervor, dass Mark Hegsted den Vize-Präsidenten der SRF, John Hickson, am 23. Juli 1965 bat, Artikel bereitzustellen, die für das Review relevant seien. John Hickson schickte daraufhin Artikel, die Ergebnisse beinhalteten, welche die Verkaufszahlen für Zucker hätten gefährden können. Er schien also von den Autoren zu erwarten, diese zu kritisieren. Unter anderem stufte die SRF dabei im Vorfeld und während der Erstellung des Reviews Arbeiten von Prof. Yudkin sowie einer speziellen Forschungsgruppe aus Iowa als bedrohlich ein.

Am 30. Juli 1965 machte John Hickson die Intention der Finanzierung der SRF noch einmal klar und ergänzte: *»Ich werde enttäuscht sein, sollte dieser Aspekt in einer Flut von Rezensionen und allgemeinen Interpretationen untergehen.«* Mark Hegsted antwortete darauf: *»Wir sind uns Ihres besonderen Interesses an Kohlenhydraten sehr bewusst und werden dieses Thema so gut abhandeln, wie wir können.«*

Im April 1966 teilte Mark Hegsted der SRF mit, dass sich die Arbeit am Artikel aufgrund neuer Forschungsergebnisse verzögere, die ebenfalls Saccharose mit der Entstehung der koronaren Herzkrankheit in Verbindung brächten. Er formulierte: *»Jedes Mal, wenn die Iowa-Forschungsgruppe einen Artikel veröffentlicht, müssen wir einen Abschnitt zur Widerlegung überarbeiten.«*

Einige Monate später, am 06. September 1966, fragte John Hickson an: *»Werde ich zeitnah eine weitere Kopie des Entwurfs erhalten?«* Daraus geht hervor, wie eng die Zuckerindustrie in den Entstehungsprozess der Übersichtsarbeit eingebunden war. Am 25. Oktober 1966 erhielt John Hickson schließlich den finalen Entwurf.

Er schrieb dazu am 02. November 1966 an Mark Hegsted: *»Ich versichere Ihnen, dass dies genau das ist, was wir im Sinn hatten, und wir freuen uns auf dessen Erscheinen im Druck.«* (Kearns et al., 2016)

So kam es schließlich im Jahr 1967 zur Veröffentlichung des Projekts 226 in Form eines 2-teiligen Literatur-Reviews von McGandy, Hegsted und Stare. Die beiden Teile erschienen am 27. Juli und 03. August 1967 unter dem Titel »Nahrungsfette, Kohlenhydrate und Arteriosklerose« im New England Journal of Medicine (NEJM). (McGandy et al., 1967a, 1967b)

Tatsächlich wurde eine finanzielle Unterstützung der Forschungsarbeit offengelegt, die gesamte Beteiligung der Zuckerindustrie wurde in dieser Erklärung jedoch unterschlagen.

Manipulative Interpretation wissenschaftlicher Studien

Im Wesentlichen ging es in der Übersichtsarbeit um die Überprüfung verschiedener Forschungsarbeiten zu zwei entscheidenden Fragen: Erstens, ob der hohe Saccharose-Anteil in der amerikanischen Ernährung eine koronare Herzkrankheit verursache, und zweitens, wie die vergleichende Wirksamkeit von Interventionen zu beurteilen sei, die den Gehalt an Saccharose oder an gesättigten Fetten in der Ernährung veränderten, um der koronaren Herzkrankheit vorzubeugen.

In der abschließenden Bewertung dieser Fragen kam das Review zu dem Schluss, dass es keinen Zweifel daran gäbe, dass die einzige diätische Intervention, die notwendig sei, um der koronaren Herzkrankheit vorzubeugen, eine Reduktion von Nahrungscholesterin und ein Ersatz gesättigter durch ungesättigte Fettsäuren in der amerikanischen Ernährung sei.

Doch wie kam es dazu? Das Review fasste Erkenntnisse epidemiologischer, experimenteller und mechanistischer Studien zusammen, welche die Rolle der

Saccharose für die Entstehung der koronaren Herzkrankheit untersuchten. Hierbei zeigte sich in den epidemiologischen Studien eine positive Assoziation zwischen einem hohen Saccharose-Konsum und der Entstehung der koronaren Herzkrankheit. Experimentell konnte nachgewiesen werden, dass Saccharose einen Anstieg von Cholesterin und Triacylglycerin-Leveln im Serum verursacht und mechanistisch ließ sich zum einen darstellen, dass Saccharose in der Lage ist, Serum-Cholesterin-Level durch Veränderungen im Mikrobiom zu beeinflussen. Zum anderen zeigte sich, dass Fruktose (Fruchtzucker, der Bestandteil der Saccharose ist) die Blutfett-Level durch endogene Lipogenese (körpereigene Fettbildung) in der Leber, im Fettgewebe und in anderen Organen beeinflussen kann.

Hierbei sprach also alles für den Fabrikzucker als Verursacher der koronaren Herzkrankheit. Doch die Autoren wiesen die Studien mit verschiedenen Begründungen zurück und stellten deren Ergebnisse als invalide dar.

Sie lehnten die epidemiologischen Studien ab, da ernährungsbedingte Ursachen aufgrund einer multifaktoriellen Genese nicht eindeutig zu identifizieren seien. Die experimentellen Studien wiesen sie zurück, weil die darin verwendeten Saccharose-Mengen angeblich nicht mit den üblicherweise in der amerikanischen Ernährung konsumierten Mengen vergleichbar seien. Außerdem wiesen sie Tierstudien aufgrund der Unterschiede in der Spezies grundsätzlich zurück und im Speziellen auch alle Studien, die für ihre Versuche Glucose und Fruktose anstelle von Saccharose verwendet hatten[4].

Der Fokus der Beurteilung wurde also alleinig auf potenzielle Fehler oder Kritikpunkte in den individuellen Studien gelegt. Gänzlich missachtet wurde hingegen der Umstand, dass sich über die verschiedenen Studien-Arten hinweg eine sehr deutliche Konsistenz abzeichnete. Bei einer neutralen Bewertung hätte die klare Übereinstimmung der Ergebnisse aus epidemiologischen, experimentellen und mechanistischen Studien als starker Beweisfaktor gewertet werden können.

Ähnlich verfahren wurde mit randomisiert kontrollierten Interventionsstudien. Diese hatten ebenfalls Erkenntnisse hervorgebracht, die deutlich gegen

4 Anmerkung: Ein Molekül Saccharose besteht aus einem Molekül Glucose und einem Molekül Fruktose.

den Fabrikzucker sprachen. In der ersten beurteilten Studie war durch eine Substitution von Fett anstelle von Saccharose eine deutliche Verbesserung der Triacylglycerid-Werte im Blut erreicht worden. Durch eine Substitution von Stärke, also langkettigen Kohlenhydraten, anstelle von Saccharose, so zeigte eine zweite Studie, konnte eine geringe Verbesserung der Cholesterin-Werte erreicht werden, und die dritte untersuchte Studie legte dar, dass durch die Substitution von Hülsenfrüchten anstelle von Saccharose sogar eine massive Verbesserung der Cholesterin-Werte erzielt werden konnte.

Die Autoren wiesen jedoch auch diese Studien zurück. Die erste lehnten sie ab, da Triacylglicerid anstelle von Cholesterin beurteilt worden sei, die zweite, weil die beobachteten Auswirkungen zu gering seien, und die dritte, weil die Verwendung von Hülsenfrüchten, also natürlichen Lebens- oder Nahrungsmitteln, anstelle von Fabrikzucker unpraktikabel, entsprechend quasi nicht umsetzbar, sei.

Studien, die positive Effekte der Reduktion gesättigter Fette angedeutet hatten, wurden hingegen nicht kritisiert, auch wenn sie teilweise sehr ähnlich erstellt waren. Ihre Effekte wurden dagegen überspitzt dargestellt und als wesentliche Grundlage für die Gesamtbeurteilung herangezogen. Eine der Studien, die dafür genutzt wurde, stammte von Mark Hegsted selbst. (Kearns et al., 2016)

Fett als Schuldiger

So kam es also zu dem Fazit, Fett sei der Schuldige: Um der Entstehung der koronaren Herzkrankheit vorzubeugen, sei eine Reduktion des Nahrungs-Cholesterins und ein Ersatz gesättigter durch ungesättigte Fettsäuren notwendig.

Im Hinblick auf diese Fragestellung lassen sich in neueren Ernährungsempfehlungen noch immer deutliche Spuren dieser Annahmen finden.

So lautete beispielsweise eine der 10 Regeln für eine gesunde Ernährung der Deutschen Gesellschaft für Ernährung (DGE) noch im Jahr 2013, man solle *»wenig Fett und fettreiche Lebensmittel«* zu sich nehmen. (Jungvogel et al., 2013) Inzwischen wurde diese Empfehlung dahingehend geändert, dass man *»gesundheitsfördernde Fette nutzen«* solle. Auf der DGE-Ernährungspyramide werden jedoch noch immer beispielsweise fettarme Milchprodukte fettreichen Milchprodukten vorgezogen, auch wenn erstere stärker verarbeitet sind. (Deutsche Gesellschaft für Ernährung, 2016)

Die Weltgesundheitsorganisation WHO empfiehlt noch heute, dass Erwachsene maximal 30 % ihrer Gesamt-Energie-Aufnahme aus Fett und maximal 10 % aus gesättigten Fettsäuren beziehen sollten. (World Health Organization, 2023)

Natürlich steht der hier beschriebene Vorfall nicht alleine und kann selbstverständlich nicht als isolierter Grund für die über die Jahrzehnte hinweg herausgegebenen Ernährungsempfehlungen verschiedener Institutionen herangezogen werden. Vielmehr verdeutlicht er, welche Anstrengungen am Zuckerabsatz interessierte Industrie-Zweige über lange Zeit unternahmen und noch heute unternehmen, um ihr Produkt zu verteidigen und auch speziell, um den Zusammenhang zwischen Fabrikzucker-Konsum und der Entstehung der koronaren Herzkrankheit zu verschleiern und Fett als Ersatz-Schuldigen heranzuziehen.

Vertuschen potenziell marktschädigender Forschungsergebnisse

Eine weitere dieser Anstrengungen lässt sich im nächsten Beispiel für einen anderen Weg der Beeinflussung erkennen: Dem Vertuschen potenziell marktschädigender Forschungsergebnisse.

Nachdem die Zuckerindustrie obenstehende Übersichtsarbeit in Auftrag gegeben hatte, finanzierte sie eigene Tierversuche, um der Frage nach dem Risiko für die Entstehung einer koronaren Herzkrankheit durch den Konsum von Saccharose selbst weiter nachzugehen. Dies konnte ebenfalls aus internen Dokumenten rekonstruiert werden. (vgl. für dieses Kapitel Kearns et al., 2017)

So startete die SRF im Jahr 1968 das Projekt 259 mit dem Titel »Nahrungs-Kohlenhydrate und Blutfette keimfreier Ratten« unter der Leitung von Dr. Pover an der Universität Birmingham in Großbritannien.

Dieser erzielte dabei folgende Ergebnisse: Erstens konnte im Versuch mit Ratten ein signifikanter Anstieg von Blutfetten durch hoch-zuckerhaltige Nahrung bestätigt werden. Zweitens ergaben sich Hinweise darauf, dass Darmbakterien bei dieser Entwicklung eine entscheidende Rolle spielten. Und drittens zeigte sich unerwarteterweise, dass eine hoch-zuckerhaltige Ernährung mit erhöhten Werten eines Enzyms namens β-Glucuronidase einhergeht, welches zuvor mit der Entstehung von Blasenkrebs in Verbindung gebracht worden war.

Im September 1970 gab es jedoch eine interne Besprechung, bei welcher der SRF-Vize-Präsident John Hickson den Informationswert des Projekts 259 als nichtig darstellte. Damit bewirkte er, dass dieses 12 Wochen vor Fertigstellung eingestellt wurde.

Soweit bekannt, konnten die Ergebnisse des Projekts nach Abbruch der Finanzierung durch die SRF nicht finalisiert werden und wurden nie veröffentlicht. Somit enthielt die Zuckerindustrie der Öffentlichkeit einen weiteren Hinweis darauf vor, dass Saccharose zur Entstehung der koronaren Herzkrankheit beiträgt und auch darauf, dass das Mikrobiom für diesen Hergang womöglich eine wichtige Rolle spielt. Außerdem unterschlug sie damit kritische Anhaltspunkte dafür, dass Fabrikzucker-Konsum mit der Entstehung von Blasenkrebs in Verbindung stehen könnte. (Kearns et al., 2017)

Stattdessen geht der Wirtschaftsverband der Zuckerindustrie der USA noch heute vehement gegen Wissenschaftler vor, die einen Zusammenhang zwischen Zuckerkonsum und Krebs herstellen.

Vor ein paar Jahren kam beispielsweise eine Studie der Universität Texas zu dem Ergebnis, dass sich im Tierversuch Krebs durch Zuckerkonsum erzeugen lässt. (Jiang et al., 2016) Daraufhin veröffentlichte die sogenannte »Sugar Association«, ein global vernetzter Wirtschaftsverband der US-Zuckerindustrie, eine Stellungnahme.

Diese erschien am 05.01.2016, diskreditierte die vorgelegte Studie und behauptete: *»Bei der Betrachtung aller wissenschaftlicher Erkenntnisse zu diesem Thema kann kein glaubwürdiger Zusammenhang zwischen der Aufnahme von Zucker und Krebs festgestellt werden.«* (The Sugar Association, 2016)

Und das, obwohl die Zuckerindustrie einen derartigen Zusammenhang bereits 46 Jahre zuvor selbst glaubwürdig festgestellt hatte.

Strategie 3: Beeinflussung der Öffentlichkeit

Bereits einige Jahrzehnte zuvor war die Sugar Association ein wichtiges Instrument der Zuckerindustrie zur Einflussnahme auf die öffentliche Meinung.

Dies bringt uns weg vom Themenfeld der Forschung und hin zur nächsten übergeordneten Strategie, der Beeinflussung der Öffentlichkeit.

PR-Arbeit der US-Zuckerindustrie

In den späten 1960er und frühen 1970er Jahren zeichneten sich durch vermehrte Aufklärung über Zucker in der Gesellschaft zwei Krisen für die Zuckerindustrie ab. Zum einen eine Produktsicherheitskrise für Fabrikzucker an sich und zum anderen eine gesellschaftliche Legitimationskrise für die Zuckerindustrie als Wirtschaftszweig.

Der Zuckerverband »The Sugar Association« arbeitete daraufhin mit einer PR-Agentur zusammen, um diese Krisen abzuwenden. Hierfür wurden verschiedene Strategien erarbeitet und umgesetzt. (vgl. für das gesamte Kapitel Kearns et al., 2019)

Verteidigung durch Gegenangriff

Die erste bestand im Starten eines Gegenangriffs. Gezielt wurden Menschen diskreditiert, die sich gegen Zucker aussprachen und damit eine gewichtige Gegenstimme zu den Behauptungen der Zuckerindustrie darstellten. Es hieß, bei diesen Menschen handele es sich um Pseudo-Wissenschaftler, Laien-Ernährungsberater, Lebensmittel-Fanatiker oder Opportunisten. Auch hochrangige Wissenschaftler wie Prof. John Yudkin wurden auf diese Weise in Misskredit gezogen und beispielsweise beschuldigt, ihre jeweilige Position nur zu beziehen, um höhere Einnahmen durch Buchverkäufe zu erzielen.

Um zu erklären, weshalb sich die Gegenstimmen gegen den Fabrikzucker derart häuften, wurde Zucker als *»natürliches Ziel«* für Angriffe beschrieben. Dies läge in der universellen Nutzung und Sichtbarkeit von Zucker begründet. Die Psychologie der Süße arbeite gegen ihn, weshalb auch Anschuldigungen bezüglich der suchterzeugenden Eigenschaften des Fabrikzuckers ungerechtfertigt seien. (Kearns et al., 2019)

Veröffentlichung angeblicher wissenschaftlicher Fakten

Als zweite Strategie kam es zur Veröffentlichung einer eigenen wissenschaftlichen Arbeit zum angeblichen Stand der Forschung. Diese trug den Namen »Sugar in the diet of man« (»Zucker in der Ernährung des Menschen«). Dabei handelte es sich um eine 8-teilige Serie, die in einer wissenschaftlichen Fachzeitschrift erschien und anschließend ausgiebig zu PR-Zwecken genutzt wurde. Erstellt wurden die Artikel von einem eigens von der Zuckerindustrie ins Leben gerufenen Expertengremium unter der Leitung von Prof. Fredrick Stare, der, wie oben ausgeführt, bereits zuvor Geld von der Zuckerindustrie angenommen hatte, um in deren Sinne zu arbeiten.

Entsprechend handelte es sich bei dieser Veröffentlichung nicht um eine Zusammenstellung der tatsächlichen wissenschaftlichen Fakten. Vielmehr entsprachen die Artikel einer Zusammenfassung der vorangegangenen Bemühungen der Zuckerindustrie, den Fabrikzucker mithilfe von PR-Agenturen und Einflussnahme auf den Forschungsprozess zu entlasten.

So wurden in der Artikel-Serie »Sugar in the diet of man« zahlreiche Kritikpunkte am Fabrikzucker aufgeführt und ausführlich negiert. Behauptungen, die dabei aufgestellt wurden, waren beispielsweise, dass es keinen Unterschied zwischen Zucker (implizit gemeint war hierbei jeweils Fabrikzucker) und anderen Kohlenhydraten gebe und dass Zucker ein wichtiger Energielieferant sei. Letzteres wurde damit begründet, dass Eiweiße zu teuer und zu knapp seien und Fette gesundheitsschädlich (vgl. hierzu Kapitel »Koronare Herzkrankheit: Ablenkung der Schuld auf Nahrungsfette«, S. 26). Aus diesem Grund dürfe Zucker als ökonomisch bestes Kohlenhydrat nicht reduziert werden. Außerdem hieß es erneut, Zucker mache nicht süchtig und verursache keine koronare Herzkrankheit, kein Übergewicht und keinen Diabetes mellitus – im Gegenteil sei er unerlässlich für eine gesunde Ernährung, da er gesunde Lebensmittel überhaupt erst schmackhaft mache. Nur durch Zuckerkonsum sei demnach eine ausreichende Aufnahme von Vitaminen und Mineralstoffen gewährleistet. (Kearns et al., 2019)

Großangelegte »Aufklärungskampagne«

Diese als wissenschaftliche Erkenntnisse getarnten Fehlinformationen dienten schließlich als Grundlage für eine großangelegte »Aufklärungskampagne« – bei welcher es sich natürlich nicht um ehrliche Aufklärung handelte.

Die Kampagne richtete sich zum einen an Ärzte, Ernährungsberater, Wissenschaftsjournalisten und staatliche Gesundheitsbeamte, zum anderen auch gezielt an Konsumenten. Ersteren wurden die Artikel gemeinsam mit einer

Pressemitteilung teilweise persönlich zugesandt. Letztere sollten durch zahlreiche Radio- und TV-Beiträge angeblicher Experten über Ernährungsgrundlagen »aufgeklärt« werden. Hierfür kam es zu vielfältiger Zusammenarbeit mit Zeitungen, TV-Sendern und Magazinen und auch zur Erstellung eines eigenen Aufklärungsfilms für den allgemeinen Vertrieb. (Kearns et al., 2019)

Verleihung des »Silver Anvil Award«

Im Gesamten war diese PR-Kampagne so erfolgreich, dass sich nicht nur die Einstellung der medizinischen Fachgemeinschaft und der breiten Öffentlichkeit zu Fabrikzucker veränderte und die Kritik in den Medien deutlich abnahm, sondern dass zudem eine sehr große, akute Bedrohung für die Zuckerindustrie abgewendet werden konnte.

Diese Kampagne war es, die maßgeblich dazu beitrug, dass Fabrikzucker in einer bevorstehenden Bewertung durch die amerikanische Food and Drug Administration (FDA) kurz danach als *»sicheres Lebensmittel«* eingestuft wurde. (vgl. hierzu Kapitel »Ernährungsempfehlungen zu Fabrikzucker«, S. 12) Wie eingangs bereits erwähnt, besteht diese Bewertung bis heute.

Im Nachhinein bewarb sich der Wirtschaftsverband der Zuckerindustrie, die Sugar Association, mit seiner Kampagne sogar für einen PR-Preis: Den sogenannten »Silver Anvil Award«, einen hoch angesehenen Preis für PR-Kampagnen. Im Jahr 1976 bekam die Sugar Association diesen als Würdigung ihrer gut ausgearbeiteten und effektiven Öffentlichkeitsarbeit verliehen. (Kearns et al., 2019)

Marketing der Zuckerindustrie in Deutschland

Auch in Deutschland war die Zuckerindustrie bereits in den 1960er Jahren im Bereich Marketing sehr aktiv. Ein erstaunliches Beispiel hierfür ist das Buch »Zucker – ein Grundnahrungsmittel und seine Geschichte« (s. Grafik 8, S. 44) von Dr. Thomas Geerdes (Geerdes, 1963).[5]

5 Anmerkung: Anders als der Doktortitel im Zusammenhang mit diesem Thema vermuten lässt, handelte es sich bei dem Autor nicht um einen Arzt. (Bruker, 2022)

»Zucker – ein Grundnahrungsmittel und seine Geschichte«

Das Buch entstand in Zusammenarbeit mit der Südzucker AG und wurde von dieser allen Schulen der gesamten damaligen Bundesrepublik als Geschenk überreicht. (Bruker, 2022) Dazu passend hieß es im Vorwort: *»Als Leitfaden für Praxis und Unterricht, als Warenkunde für den Einzelhandelskaufmann und nicht zuletzt als Informationsquelle über eines unserer wichtigsten Grundnahrungsmittel wendet sich dieses Buch an jeden, der an einer gesunden Ernährung interessiert ist.«* (Geerdes, 1963, S. 5)

Unter anderem sollten darin die zahlreichen angeblichen Vorurteile gegen Zucker aus der Welt geräumt werden. So lautete eine der Behauptungen beispielsweise: *»Jedoch ergibt sich aus zahlreichen Versuchsergebnissen und auch aus der praktischen Erfahrung ganz einwandfrei, daß Zucker nicht der ›Zahnfeind Nummer 1‹ ist. Zucker ist sogar den anderen Kohlenhydraten noch weit überlegen, da er so leicht löslich ist, daß er durch den Speichel von der Zahnoberfläche sofort weggelöst wird.«* (Geerdes, 1963, S. 94)

Weiter fanden sich darin Aussagen wie *»Kinder brauchen Zucker«* (Geerdes, 1963, S. 91), *»Weder Zucker noch irgendein anderes Nahrungsmittel sind primär schuld am Dickwerden«* (Geerdes, 1963, S. 94) oder *»Der wahre Kochkünstler kommt mit wenig Küchengeräten aus. [...] Ohne Zucker ist er jedoch verloren.«* (Geerdes, 1963, S. 99)

Werbeanzeigen der 1960er und 1970er-Jahre

Derartige Behauptungen decken sich auch im Allgemeinen gut mit den Marketing-Aussagen der Zuckerindustrie in der damaligen Zeit. Verdeutlicht werden soll das anhand einiger Zeitungsanzeigen und anderer Werbemittel aus den 1960er und 1970er Jahren, die seinerzeit gesammelt und im Archiv des Dr.-Max-Otto-Bruker-Hauses aufbewahrt wurden.

Unter dem Slogan »Zucker zaubert«, einer großangelegte Marketing-Kampagne, fanden sich beispielsweise Aussagen wie: *»Ohne Zucker gibt es kein Leben [...] Die Pflanze ist von der Natur auf wunderbare Weise dazu befähigt, die Energie der Sonne in die Energie des Urstoffs aller Nahrung zu verwandeln: [...] den Zucker. [...] Ohne Zucker sind Mensch, Tier und Pflanze zum Untergang verurteilt. [...] Zucker ist der reinste und am schnellsten wirksame Energiespender, den wir kennen. Schon* *nach wenigen Minuten wird Zucker vom Körper in sofort verfügbare Lebensenergie umgesetzt. Der Weg der Kraft führt von der Sonne über das grüne Blatt der Pflanze zum Zucker. Deswegen brauchen wir Zucker – Zucker in jeder Form.«* (s. Grafik 11, S. 46) (Informationen der Wirtschaft, 1961a)

Mit derartigen Texten hielt die Werbe-Kampagne »Zucker zaubert« Einzug in große Tageszeitungen und Zeitschriften wie den »Stern«, die »Brigitte«[6] oder »Reader's Digest«[7]. (Informationen der Wirtschaft, 1960a, 1960b, 1960c, 1960e, 1968, 1970) Geschickt gewählte und mithilfe enormer Finanzmittel breit gestreute Marketing-Formulierungen sollten die Einstellung der Bevölkerung zu Fabrikzucker nachhaltig beeinflussen und sie davon überzeugen, dass er ein gesundes, natürliches und lebensnotwendiges Grundnahrungsmittel sei. Außerdem sollte insbesondere Müttern und Hausfrauen auf vielfältige Weise dargelegt werden, wie wichtig Zucker für die natürliche Entwicklung und Gesundheit von Kindern sei und dass er sich zudem hervorragend zum Abnehmen eigne.

Letzteres wurde beispielsweise in der Broschüre »Abnehmen ohne Einnehmen« ausführlich erörtert. (Informationen der Wirtschaft, zwischen 1960 und 1965) Darin finden sich Aussagen wie: *»Zucker nimmt Kilos weg [...] 10 Pfund müssen runter! Was also tun? – Es gibt einen Weg, der wirklich hilft, und zwar auf angenehme Weise. Die Forscher kommen uns zu Hilfe. Mit der neuen, wissenschaftlich erprobten Methode ›Abnehmen ohne Einnehmen‹ werden Sie nicht nur auf natürliche Weise schlanker – Sie bleiben es auch. [...] Die neue Methode, die jeder Arzt begrüßt, verkleinert den Appetit. [...] Eine Zwischenmahlzeit mit Zucker, das ist das ganze Geheimnis dieser Schlankheitsmethode.«* (Informationen der Wirtschaft, zwischen 1960 und 1965, S. 3–4) Im Anschluss sind Vorschläge für Essenspläne abgedruckt, die sich aus jeweils sechs fabrikzuckerhaltigen Mahlzeiten pro Tag zusammensetzen (s. Grafik 18, S. 53). Ergänzend heißt es: *»Folgen Sie Ihren Gewohnheiten und Ihrem persönlichen Geschmack, aber drosseln sie nicht die tägliche Dosis an Zucker oder zuckerhaltigen Speisen und Getränken.«* (Informationen der Wirtschaft, zwischen 1960 und 1965, S. 4)

---

6 Die Zeitschrift »Brigitte« trug damals noch den Namen »Brigitte mit Constanze«

7 Damals erschien die deutsche Ausgabe unter dem Titel »Das Beste aus Reader's Digest«

Zahlreiche, sich ähnelnde Behauptungen sollten das Bild von Zucker prägen und ihn als energiespendendes, gesundheitsförderndes Naturprodukt positionieren. So erschien beispielsweise im Stern eine Anzeige unter dem Titel »Wissen Sie eigentlich, wie gesund er ist?«. Ein Absatz darin lautete: *»Er ist ein Zauberer. Vor Ihren Augen löst er sich scheinbar in nichts auf, um dann die ganze Skala seiner Wirkungsmöglichkeiten zu entfalten. Er ist ein Stück Natur. Ein kristallgewordener Sonnenschein.«* (s. Grafik 16, S. 51) (Informationen der Wirtschaft, 1968) Weitere Beispiele hierfür sind Formulierungen wie: *»Zucker ist ein reines Produkt der Natur. Vom Körper sofort in Energie umgesetzt. Er ist wie die Kraft der Sonne. Durch nichts zu ersetzen.«* (s. Grafik 17, S. 52), (Informationen der Wirtschaft, 1970) *»Wo Energie verbraucht wird, Leistung und Ausdauer gefordert werden, da darf Zucker auf dem Familientisch nicht fehlen. Nur dann ist jeder in der Familie gesund ernährt und leistungsfähig. Deswegen bei jedem Einkauf daran denken: Zucker nicht vergessen. Zum Backen, zum Kochen, für fast alle Getränke ist er sowieso unentbehrlich.«* (s. Grafik 9, S. 45) (Wirtschaftliche Vereinigung Zucker e. V. & Centrale Marketinggesellschaft der deutschen Agrarwirtschaft, zwischen 1966 und 1973, S. 16) oder *»Als eine köstliche Gabe der Natur wirkt der Zucker aber auf doppelte Weise: Er gibt nicht nur den vollen Geschmack, er gibt auch neue Kräfte für den abgespannten Menschen. Zucker ist reiner Energiespender, und schon nach wenigen Minuten belebt und erfrischt er Nerven, Gehirn und Muskeln. Wer sich gesund ernährt, für den sind süßer Nachtisch, zuckerhaltige Speisen und Getränke selbstverständlich.«* (s. Grafik 10, S. 46) (Informationen der Wirtschaft, 1961b)

Gerne wurden als Belege für derartige Ausführungen auch Spitzensportler oder besondere körperliche Leistungen herangezogen. In diesem Sinne erschien beispielsweise die ganzseitige Anzeige »Die entscheidende Sekunde« im Stern. (s. Grafik 15, S. 50) In dieser heißt es: *»Das Geheimrezept der großen sportlichen Vorbilder ist die natürliche Energie der Sonne, wie sie so rein nur der Zucker dem Menschen spendet. Die spontane Leistung von Nerven und Muskeln funktioniert nur dann, wenn der Körper die nötigen Energiemengen auf Lager hat. Zucker steigert Konzentration, Reaktionsfähigkeit und Schnellkraft. Das gilt bei jeder besonderen Leistung: Darum immer wieder der Griff in die Zuckerdose. Für Kinder ist Zucker besonders wichtig. Sie bewegen sich zehnmal soviel wie Erwachsene.«* (Informationen der Wirtschaft, 1960a)

Was hierbei bereits anklingt – die angebliche besondere Bedeutung des Zuckers für Kinder – wird in vielen weiteren Werbetexten aufgegriffen. Ein Beispiel hierfür sind folgende Sätze aus der damaligen Edeka-Kundenzeitschrift mit einer wöchentlichen Auflage von 1,6 Millionen, abgedruckt neben dem Bild eines kleinen Kindes, das einen Löffel in ein Marmeladenglas hält: *»Es darf genascht werden! Mutti hat Peter beim Naschen ertappt, doch als kluge Frau sieht sie nicht eine Unart, sondern ein Bedürfnis darin. Denn: Kinder brauchen Zucker! Süßes Leben ist gesund«* (s. Grafik 19, S. 54). (Edeka Verlagsgesellschaft, 1964, S. 2) Ausführlich erläutert wird diese These beispielsweise in einer Anzeige, die unter dem Titel »Ihr Kind ist ein Schwerarbeiter« erschien. Darin finden sich folgende Ausführungen: *»Kindern macht es Freude, sich auszutoben. Sie gehen mit ihren Kräften noch verschwenderisch um. Im Gegensatz zu den Erwachsenen, die sich rationell bewegen, wenden sie schon für die kleinste Tätigkeit ein Vielfaches der tatsächlich erforderlichen Energie auf. Solcher gesunden Kräftevergeudung steht ein entsprechender Bedarf an energiereicher Nahrung gegenüber. Darum essen Kinder besonders gern Zucker. In der Kinderheilkunde gilt der Lehrsatz: Das Nahrungsverlangen des Kindes ist untrüglich. Ein Kind verlangt nur, was es wirklich braucht. Da ein gesundes Kind praktisch den ganzen Tag in Bewegung ist, verbraucht es sehr viel Muskelenergie. Der Körper verlangt daher Kraftnachschub – vor allem Zucker, den reinsten Energiespender.«* (s. Grafik 12, S. 47) (Informationen der Wirtschaft, 1960b)

Immer wieder wurden hierbei Verwirrung, Halbwahrheiten und angebliche wissenschaftliche Erkenntnisse genutzt, um eine überzeugend klingende Argumentation aufzustellen, die dem Fabrikzucker einen festen Platz in der täglichen Ernährung der Bevölkerung verleihen sollte.

In der heutigen Zeit muten viele dieser Aussagen so absurd an, dass es schwer vorstellbar ist, dass sie tatsächlich auf diese Art formuliert und veröffentlicht wurden. In den damaligen Marketing-Kampagnen waren sie jedoch allgegenwärtig.

Getarnte Werbung

Erschwerend kommt hinzu, dass nur ein Teil dieser Marketingaktionen in Form offensichtlicher Werbeanzeigen erschien. Ergänzt und bestärkt wurde das Ganze durch Werbeaussagen, die als interessenneutrale Informationsartikel getarnt waren und im redaktionellen Bereich verschiedener Zeitschriften abgedruckt wurden. (s. Grafik 19, S. 54 bis Grafik 23, S. 58)

So erschien beispielsweise im Jahr 1960 unter anderem in der Zeitung »Illustrierter Wochenspiegel« ein Text von Dr. Thomas Geerdes, Autor des oben genannten Buches (vgl. Kapitel »Zucker – ein Grundnahrungsmittel und seine Geschichte«, S. 37), unter dem Titel »Kinder bekommen zu wenig Zucker. Veraltete Ernährungsprinzipien sind schuld«. (s. Grafik 20, S. 55) Auszüge aus dem Text lauten: *»Enthalten viele Eltern ihren Kindern ein wichtiges Grundnahrungsmittel vor, nur weil es gut schmeckt? [...] Es ist wohl kein Zufall, daß die idealen Kombinationen von Zucker mit Milch, bzw. Zucker mit Früchten von den Kindern eindeutig bevorzugt werden. [...] Da Zucker nicht teuer ist, dürften es in den wenigsten Fällen finanzielle Gründe sein, die die Eltern dazu veranlassen, den Hunger ihrer Kinder nach Zucker nicht zu befriedigen. Offenbar sind falsch verstandene Erziehungsprinzipien schuld daran. Diese Eltern vergessen aber, daß Zucker, obwohl er gut schmeckt, keineswegs Genußmittel, sondern eines der wichtigsten Grundnahrungsmittel ist, von dem Kinder besonders viel brauchen. Was sie an Bewegung leisten, hält kein Erwachsener auf die Dauer aus. Um die nötige Muskelenergie zu erzeugen, gibt es aber keinen Energiespender, der konzentrierter ist und schneller wirkt als Zucker. Daher ist es kein Wunder, daß Kinder so viel Zucker verlangen. Eltern aber, die ihre Kinder für naschhaft halten und sie zur Beherrschung erziehen wollen, indem sie ihnen Zucker verweigern, sollten es sich vom Kinderarzt bestätigen lassen: Das Verlangen des Kindes nach Nahrung ist untrüglich; das Kind verlangt nur das, was es wirklich braucht.«* (Geerdes, 1960)

Auffallend ist hierbei, dass einige der genutzten Formulierungen denen der klassischen Werbeanzeigen zum Teil fast wörtlich gleichen (vgl. hierzu z. B. Grafik 12, S. 47). Ähnliches gilt auch für die nächsten beiden Beispiele.

Im Artikel »Energie durch Naschen. Kindlicher Appetit auf Süßes hat seine Gründe« von Angelika Kauck, erschienen im Jahr 1970 in der »Oberbergischen Volkszeitung« (s. Grafik 21, S. 56), heißt es: *»Gerade die Kleinsten bringen eine Energie auf, die immer wieder verblüfft. Sie klettern treppauf – treppab, laufen und springen, spielen ausdauernd Fangen und Verstecken. [...] Doch die Energie der Kinder ist bei aller Be- und Verwunderung kein Wunder. Kinder holen sich jeden verbrauchten Energievorrat wieder – durch ›Naschen‹. Ein Griff in die Zuckerdose gibt schnell wieder Kraft. Denn kein anderes Nahrungsmittel wird vom Körper* *so rasch aufgenommen und gleich ins Blut transportiert wie Zucker. Deshalb sind Eltern, die ihren Kindern das Naschen verbieten, schlecht beraten. […] Die Natur hat es klugerweise so eingerichtet, daß Kinder den wichtigsten schnell wirkenden Energieträger Zucker besonders lieben. Durch ihr Verlangen nach Süßem bewahren sie sich selbst vor Überforderung, ja sogar vor Krankheiten: Durch Überanstrengung sind Kinder gefährdet – sie werden nervös und unkonzentriert, die Schulleistungen lassen nach.«* (Kauck, 1970)

Wie auch in den klassischen Werbeanzeigen, wird in den redaktionellen Texten ebenfalls häufig Bezug auf Wissenschaft und Medizin genommen, um die aufgestellten Behauptungen zu untermauern. So erschien in der Münchner »Abendzeitung« im Jahr 1962 ein Bericht unter dem Titel »Der Hausarzt rät: Süßes für gesunde Kinder« (s. Grafik 23, S. 58). Die angeblich ärztlichen Ratschläge klingen darin folgendermaßen: *»Viele Eltern machen sich unnötig Gedanken über die Sucht ihrer Kinder nach Süßigkeiten. […] Gesunde Kinder können bekanntlich nicht ruhig sitzen. Sie laufen und turnen den ganzen Tag herum. Ihr Organismus verlangt besonders nach schnell in den Muskelzellen verheizbaren Stoffen, also nach Zucker, Schokolade und anderen kohlenhydratreichen Nahrungsmitteln. Sie langen daher gern beim Kaffee kräftig in die Zucker- und Marmeladendose und lieben stark gesüßte Getränke. Das ist bei einem lebhaften Kind, das sich viel in der frischen Luft tummelt, ganz natürlich und unschädlich […].«* (Abendzeitung, 1962)

Besonders die Verknüpfung mit ärztlicher Autorität oder die Tarnung als wissenschaftliche Fakten machten es den Lesern schwer, die Unwahrheit dieser Aussagen zu erkennen und ihren interessengebundenen Hintergrund in einen entsprechenden Kontext zu setzen. Leider prägten derartige Scheininformationen die Einstellung vieler Menschen zu Fabrikzucker daher maßgeblich und hatten einen weitreichenden Einfluss auf deren Ernährungsverhalten. (Bruker, 2022; Bruker & Gutjahr, 2024) Um zusätzlich zu den hier hervorgehobenen Passagen einen Eindruck der grafischen Aufbereitung, der Einbettung in den Kontext der Gesamtartikel sowie der damit verbundenen Wirkung auf den Leser zu vermitteln, finden sich die in diesem Kapitel zitierten Werbemittel abgedruckt auf den Seiten 44 bis 58.

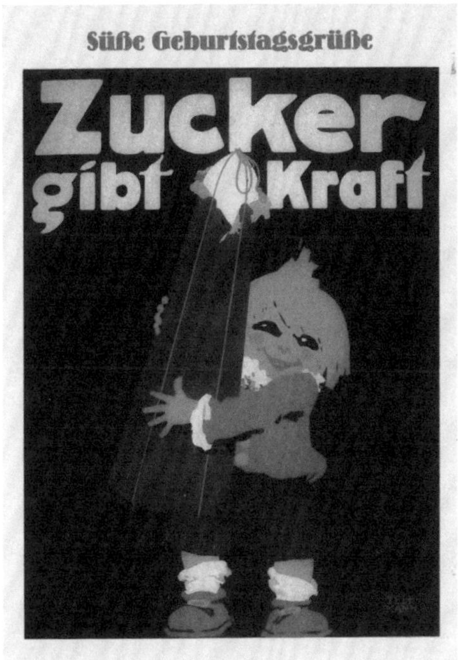

Grafik 6: Geburtstagskarte »Zucker gibt Kraft«
(Gutsch, zwischen 1960 und 1965)

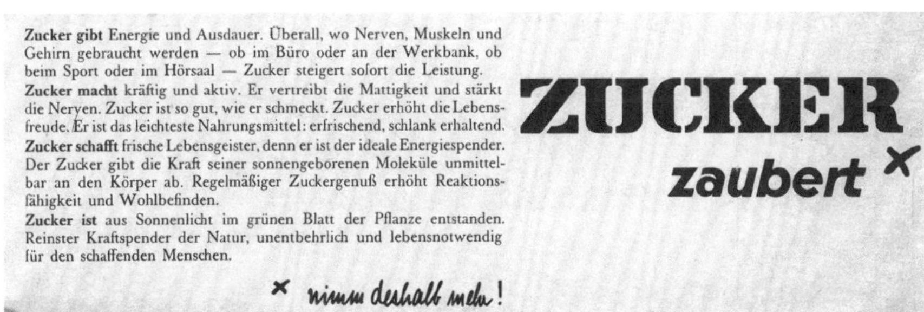

Grafik 7: Anzeige der Werbekampagne »Zucker zaubert«, erschienen in der Zeitschrift »Praline – Illustrierte für Heim und Mode, Reise und Unterhaltung« (Informationen der Wirtschaft, 1960d)

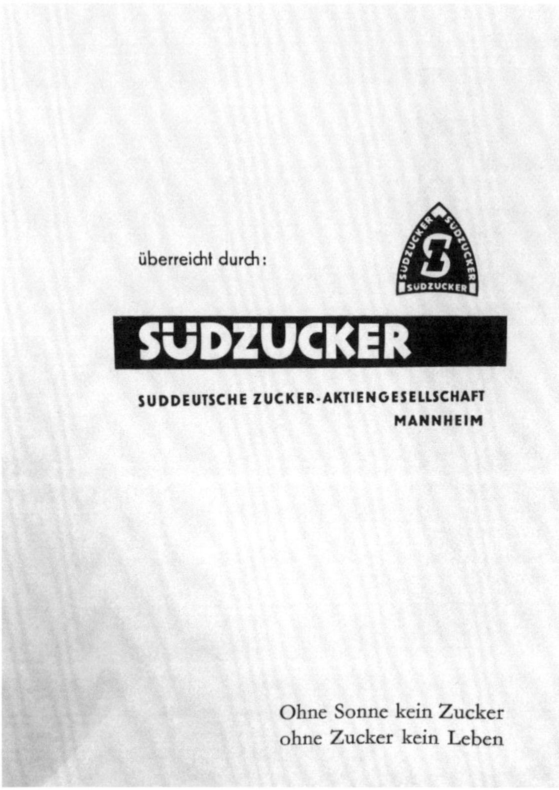

Grafik 8: »Zucker – Ein Grundnahrungsmittel und seine Geschichte« (Geerdes, 1963, S. 1)

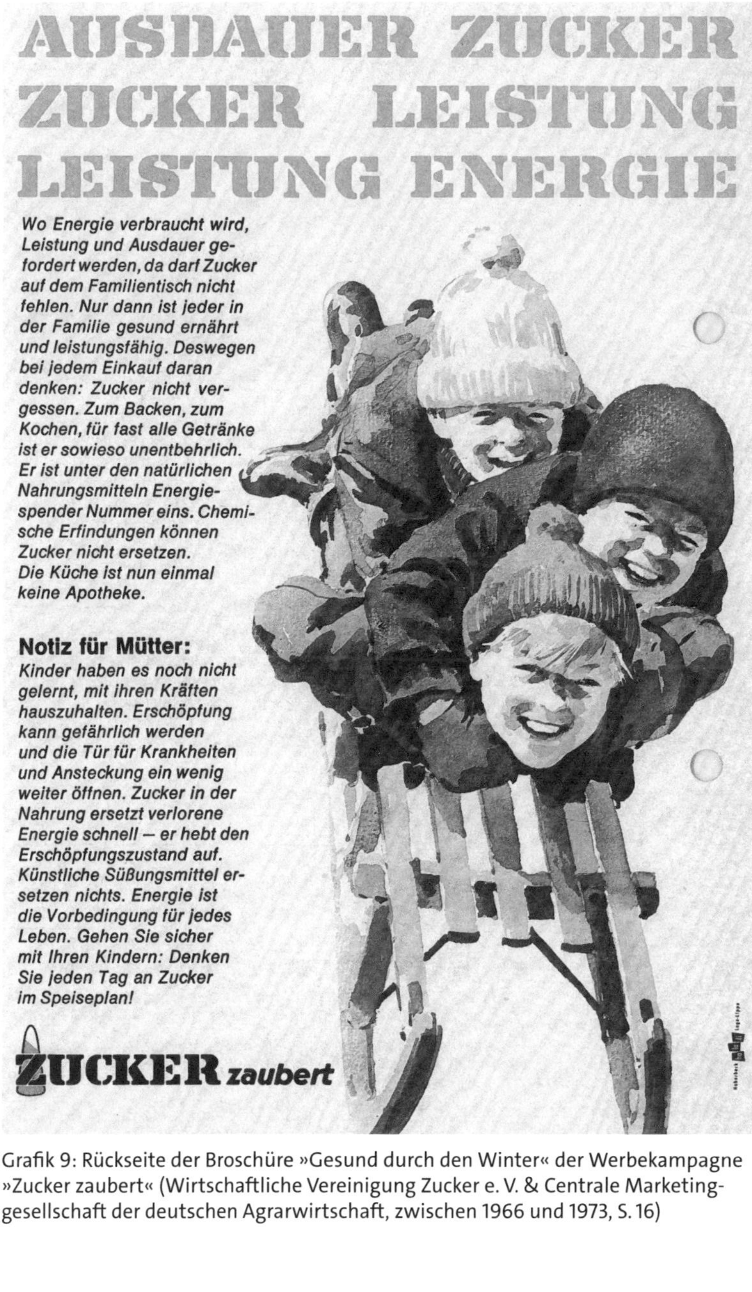

Grafik 9: Rückseite der Broschüre »Gesund durch den Winter« der Werbekampagne »Zucker zaubert« (Wirtschaftliche Vereinigung Zucker e. V. & Centrale Marketinggesellschaft der deutschen Agrarwirtschaft, zwischen 1966 und 1973, S. 16)

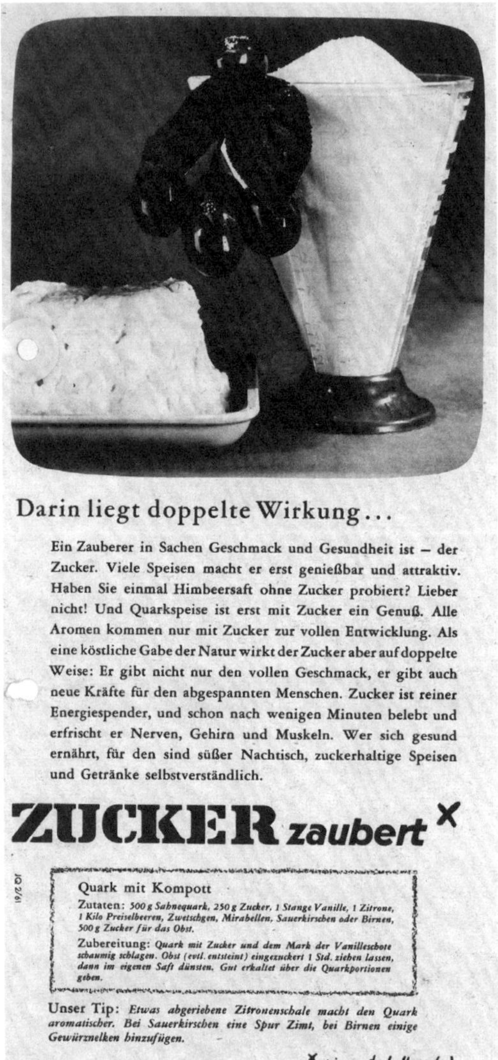
Darin liegt doppelte Wirkung...
Ein Zauberer in Sachen Geschmack und Gesundheit ist – der Zucker. Viele Speisen macht er erst genießbar und attraktiv. Haben Sie einmal Himbeersaft ohne Zucker probiert? Lieber nicht! Und Quarkspeise ist erst mit Zucker ein Genuß. Alle Aromen kommen nur mit Zucker zur vollen Entwicklung. Als eine köstliche Gabe der Natur wirkt der Zucker aber auf doppelte Weise: Er gibt nicht nur den vollen Geschmack, er gibt auch neue Kräfte für den abgespannten Menschen. Zucker ist reiner Energiespender, und schon nach wenigen Minuten belebt und erfrischt er Nerven, Gehirn und Muskeln. Wer sich gesund ernährt, für den sind süßer Nachtisch, zuckerhaltige Speisen und Getränke selbstverständlich.
ZUCKER zaubert ×
JQ 2/61
Quark mit Kompott
Zutaten: 500 g Sahnequark, 250 g Zucker, 1 Stange Vanille, 1 Zitrone, 1 Kilo Preiselbeeren, Zwetschgen, Mirabellen, Sauerkirschen oder Birnen, 500 g Zucker für das Obst.
Zubereitung: Quark mit Zucker und dem Mark der Vanilleschote schaumig schlagen. Obst (evtl. entsteint) eingezuckert 1 Std. ziehen lassen, dann im eigenen Saft dünsten. Gut erkaltet über die Quarkportionen geben.
Unser Tip: Etwas abgeriebene Zitronenschale macht den Quark aromatischer. Bei Sauerkirschen eine Spur Zimt, bei Birnen einige Gewürznelken hinzufügen.
× nimm deshalb mehr!

Grafik 10: Anzeige der Werbekampagne »Zucker zaubert«, erschienen in der Zeitschrift »Quick« (Informationen der Wirtschaft, 1961b)

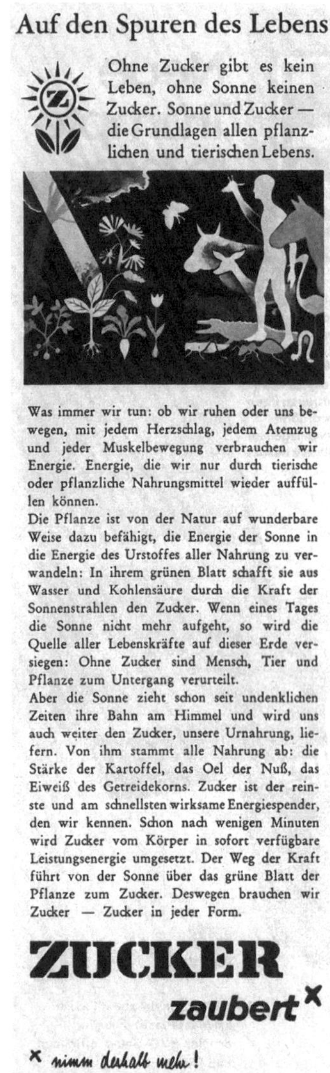

Grafik 11: Anzeige der Werbekampagne »Zucker zaubert«, erschienen in der Zeitschrift »Westermanns Monatshefte« (Informationen der Wirtschaft, 1961a)

Spielen ist oft anstrengender als arbeiten – jedenfalls für ein Kind. Ein einfaches Experiment wird Sie überzeugen:

Ihr Kind ist ein Schwerarbeiter

Fordern Sie doch einmal Ihren fünfjährigen Sohn auf, die offenstehende Wohnzimmertür zu schließen – und achten Sie dann genau auf alles, was geschieht. Den guten Willen des Kindes vorausgesetzt, wird er zunächst einmal seinen Stuhl verlassen. Aber wie! Etwa so, wie ein kleiner Springteufel aus dem Kasten schießt. Der Weg zur Tür wird im 100-Meter-Tempo zurückgelegt, was zwangsläufig zur Folge hat, daß das Kind durch die Tür schliddernd im Flur landet. Gebremst wird, indem man sich am Türrahmen festhält. Ganze Abteilung kehrt, Rückschwung zur Klinke! Rums! Der Kraftaufwand hätte für 5 Türen ausgereicht. Und trotzdem donnert noch einmal ein kräftiger Faustschlag gegen die Füllung. Man will ja gewissenhaft sein! Und daß der normale Rückweg über die Couch führt, braucht eigentlich nicht mehr erwähnt zu werden.
Zweifeln Sie noch daran, daß Ihr Junge ein Schwerarbeiter ist?
Kindern macht es Freude, sich auszutoben. Sie gehen mit ihren Kräften noch verschwenderisch um. Im Gegensatz zu den Erwachsenen, die sich rationell bewegen, wenden sie schon für die kleinste Tätigkeit ein Vielfaches der tatsächlich erforderlichen Energie auf. Solcher gesunden Kräftevergeudung steht ein entsprechender Bedarf an energiereicher Nahrung gegenüber. Darum essen Kinder besonders gern Zucker.
In der Kinderheilkunde gilt der Lehrsatz: Das Nahrungsverlangen des Kindes ist untrüglich. Ein Kind verlangt nur, was es wirklich braucht. Da ein gesundes Kind praktisch den ganzen Tag in Bewegung ist, verbraucht es sehr viel Muskelenergie. Der Körper verlangt daher Kraftnachschub – vor allem Zucker, den reinsten Energiespender. In wenigen Minuten gelangt er ins Blut und wird schnellstens an die „Brennstellen" in den Muskeln transportiert. Sobald ein Nervenreiz – und damit eine Bewegung des Muskels – erfolgt, werden die Zuckermoleküle aufgespalten und Energie wird frei. Dieser Prozeß wiederholt sich unendlich oft: bei jeder Bewegung, bei jedem Herzschlag verwandelt sich die Energie des Zuckers in Leistungsenergie des Körpers.
Im grünen Blatt der Pflanze ist der Zucker aus der Lichtkraft der Sonne entstanden. Diesen Vorgang nennt man Photosynthese: In kleinen Körnchen, den „Grana" des Chlorophyllkornes, verwandelt sich die Lichtenergie der Sonne mit Hilfe von Wasser und Kohlensäure in die chemische Energie des Zuckers. Bei der „Verbrennung" im Muskel wird die im Zucker enthaltene Energie in Bewegungsenergie und Wärme umgesetzt. Die hierbei gewonnene Energiemenge ist übrigens die gleiche, die der Zucker abgibt, wenn er mit offener Flamme verbrennt.
Der Zucker ist – nicht nur für Kinder – ein vorzügliches natürliches Mittel, die verbrauchten Kräfte schnell aufzufrischen: er bewirkt eine fast sofortige Leistungssteigerung. Mehr als frühere Generationen braucht der moderne Mensch den Energiespender Zucker, um den hohen Anforderungen gewachsen zu sein, die in der heutigen Lebens- und Berufsatmosphäre an ihn gestellt werden.

ZUCKER zaubert*
* nimm deshalb mehr!

Grafik 12: Anzeige der Werbekampagne »Zucker zaubert«, erschienen in der Zeitschrift »Das Beste aus Reader's Digest« (Informationen der Wirtschaft, 1960b)

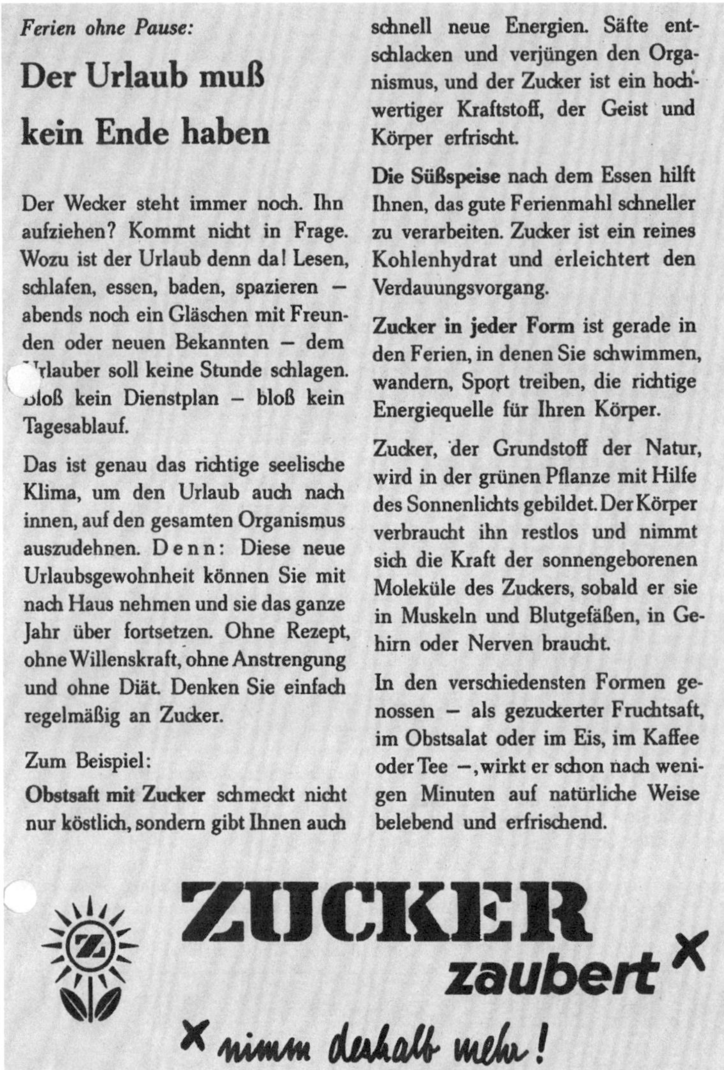

Ferien ohne Pause:

Der Urlaub muß kein Ende haben

Der Wecker steht immer noch. Ihn aufziehen? Kommt nicht in Frage. Wozu ist der Urlaub denn da! Lesen, schlafen, essen, baden, spazieren – abends noch ein Gläschen mit Freunden oder neuen Bekannten – dem Urlauber soll keine Stunde schlagen. Bloß kein Dienstplan – bloß kein Tagesablauf.

Das ist genau das richtige seelische Klima, um den Urlaub auch nach innen, auf den gesamten Organismus auszudehnen. Denn: Diese neue Urlaubsgewohnheit können Sie mit nach Haus nehmen und sie das ganze Jahr über fortsetzen. Ohne Rezept, ohne Willenskraft, ohne Anstrengung und ohne Diät. Denken Sie einfach regelmäßig an Zucker.

Zum Beispiel:

Obstsaft mit Zucker schmeckt nicht nur köstlich, sondern gibt Ihnen auch schnell neue Energien. Säfte entschlacken und verjüngen den Organismus, und der Zucker ist ein hochwertiger Kraftstoff, der Geist und Körper erfrischt.

Die Süßspeise nach dem Essen hilft Ihnen, das gute Ferienmahl schneller zu verarbeiten. Zucker ist ein reines Kohlenhydrat und erleichtert den Verdauungsvorgang.

Zucker in jeder Form ist gerade in den Ferien, in denen Sie schwimmen, wandern, Sport treiben, die richtige Energiequelle für Ihren Körper.

Zucker, der Grundstoff der Natur, wird in der grünen Pflanze mit Hilfe des Sonnenlichts gebildet. Der Körper verbraucht ihn restlos und nimmt sich die Kraft der sonnengeborenen Moleküle des Zuckers, sobald er sie in Muskeln und Blutgefäßen, in Gehirn oder Nerven braucht.

In den verschiedensten Formen genossen – als gezuckerter Fruchtsaft, im Obstsalat oder im Eis, im Kaffee oder Tee –, wirkt er schon nach wenigen Minuten auf natürliche Weise belebend und erfrischend.

ZUCKER zaubert ×

× nimm deshalb mehr!

Grafik 13: Anzeige der Werbekampagne »Zucker zaubert«, erschienen in der Zeitschrift »Das Beste aus Reader's Digest« (Informationen der Wirtschaft, 1960c)

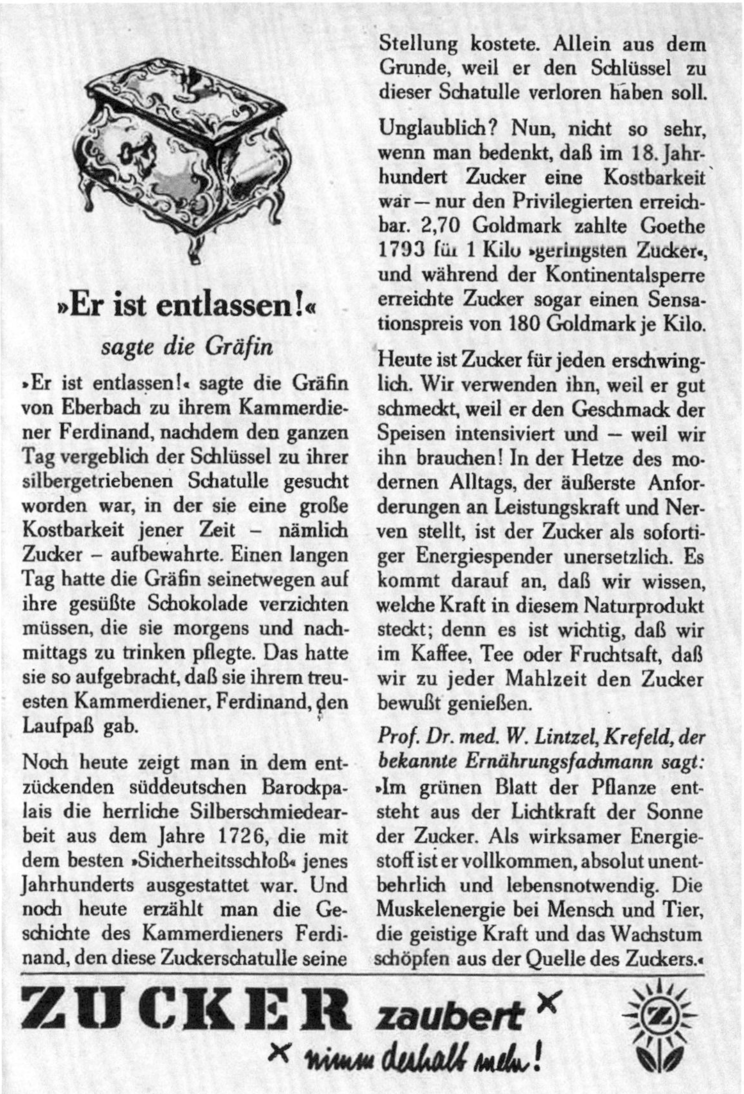

»Er ist entlassen!«

sagte die Gräfin

»Er ist entlassen!« sagte die Gräfin von Eberbach zu ihrem Kammerdiener Ferdinand, nachdem den ganzen Tag vergeblich der Schlüssel zu ihrer silbergetriebenen Schatulle gesucht worden war, in der sie eine große Kostbarkeit jener Zeit – nämlich Zucker – aufbewahrte. Einen langen Tag hatte die Gräfin seinetwegen auf ihre gesüßte Schokolade verzichten müssen, die sie morgens und nachmittags zu trinken pflegte. Das hatte sie so aufgebracht, daß sie ihrem treuesten Kammerdiener, Ferdinand, den Laufpaß gab.

Noch heute zeigt man in dem entzückenden süddeutschen Barockpalais die herrliche Silberschmiedearbeit aus dem Jahre 1726, die mit dem besten »Sicherheitsschloß« jenes Jahrhunderts ausgestattet war. Und noch heute erzählt man die Geschichte des Kammerdieners Ferdinand, den diese Zuckerschatulle seine Stellung kostete. Allein aus dem Grunde, weil er den Schlüssel zu dieser Schatulle verloren haben soll.

Unglaublich? Nun, nicht so sehr, wenn man bedenkt, daß im 18. Jahrhundert Zucker eine Kostbarkeit war – nur den Privilegierten erreichbar. 2,70 Goldmark zahlte Goethe 1793 für 1 Kilo »geringsten Zucker«, und während der Kontinentalsperre erreichte Zucker sogar einen Sensationspreis von 180 Goldmark je Kilo.

Heute ist Zucker für jeden erschwinglich. Wir verwenden ihn, weil er gut schmeckt, weil er den Geschmack der Speisen intensiviert und – weil wir ihn brauchen! In der Hetze des modernen Alltags, der äußerste Anforderungen an Leistungskraft und Nerven stellt, ist der Zucker als sofortiger Energiespender unersetzlich. Es kommt darauf an, daß wir wissen, welche Kraft in diesem Naturprodukt steckt; denn es ist wichtig, daß wir im Kaffee, Tee oder Fruchtsaft, daß wir zu jeder Mahlzeit den Zucker bewußt genießen.

Prof. Dr. med. W. Lintzel, Krefeld, der bekannte Ernährungsfachmann sagt: »Im grünen Blatt der Pflanze entsteht aus der Lichtkraft der Sonne der Zucker. Als wirksamer Energiestoff ist er vollkommen, absolut unentbehrlich und lebensnotwendig. Die Muskelenergie bei Mensch und Tier, die geistige Kraft und das Wachstum schöpfen aus der Quelle des Zuckers.«

ZUCKER zaubert ×

× nimm deshalb mehr!

Grafik 14: Anzeige der Werbekampagne »Zucker zaubert«, erschienen in der Zeitschrift »Das Beste aus Reader's Digest« (Informationen der Wirtschaft, 1960e)

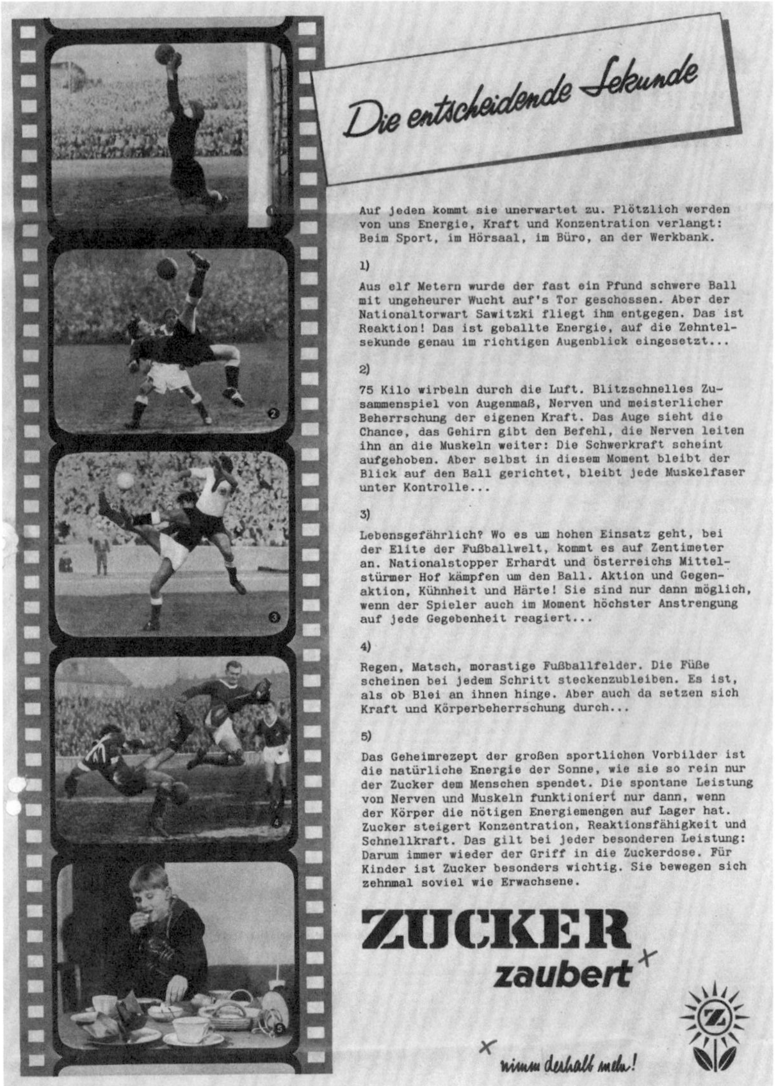

Grafik 15: Anzeige der Werbekampagne »Zucker zaubert«, erschienen in der Zeitschrift »Stern« (Informationen der Wirtschaft, 1960a)

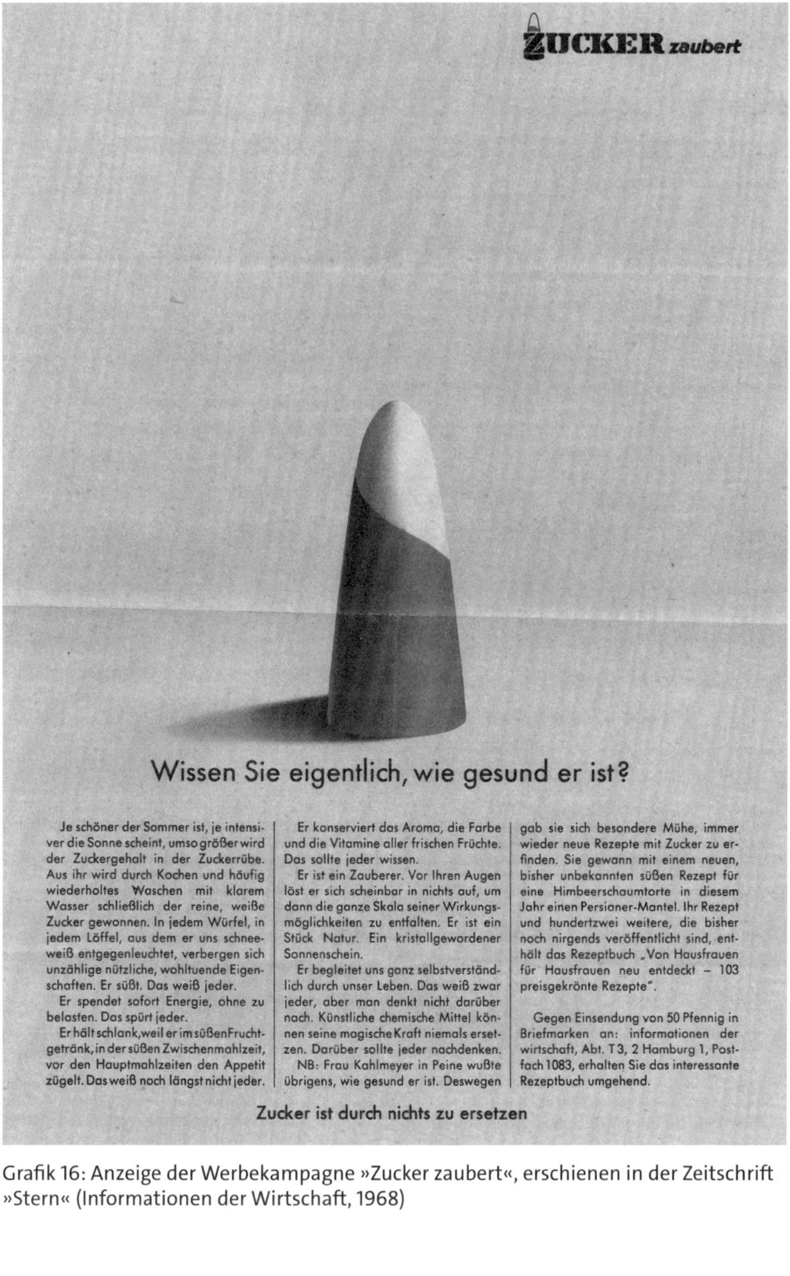

Grafik 16: Anzeige der Werbekampagne »Zucker zaubert«, erschienen in der Zeitschrift »Stern« (Informationen der Wirtschaft, 1968)

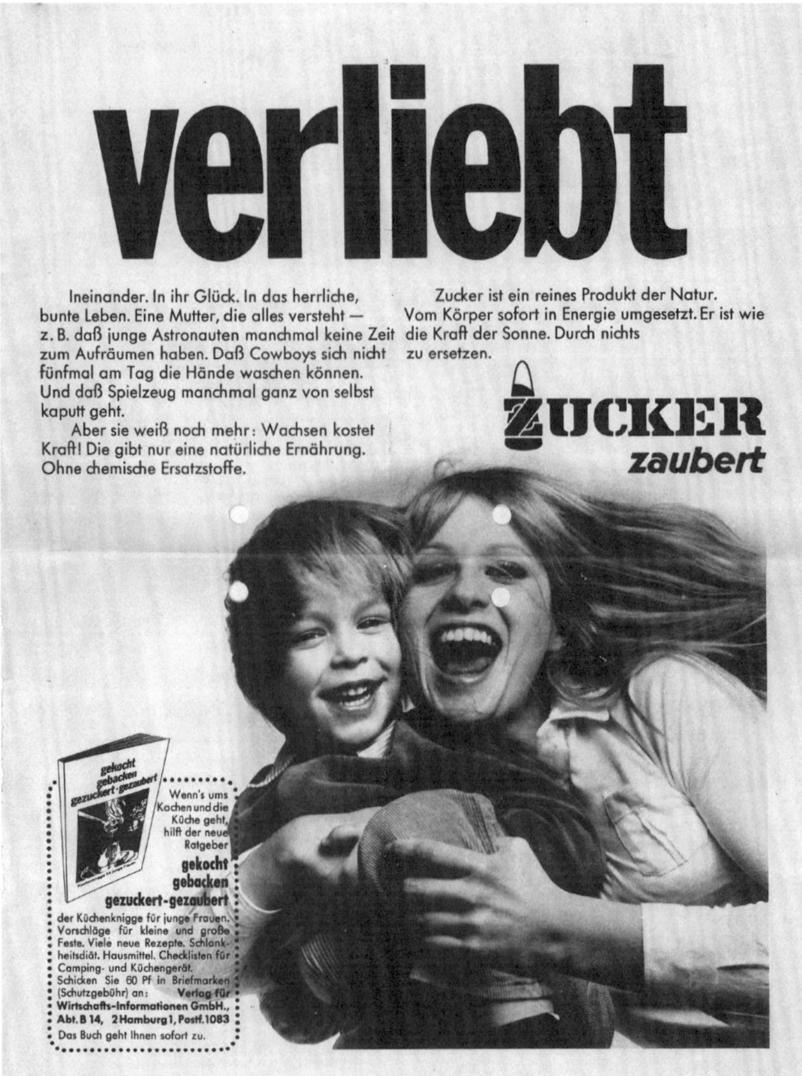

Grafik 17: Anzeige der Werbekampagne »Zucker zaubert«, erschienen in der Zeitschrift »Brigitte mit Constanze« (Informationen der Wirtschaft, 1970)

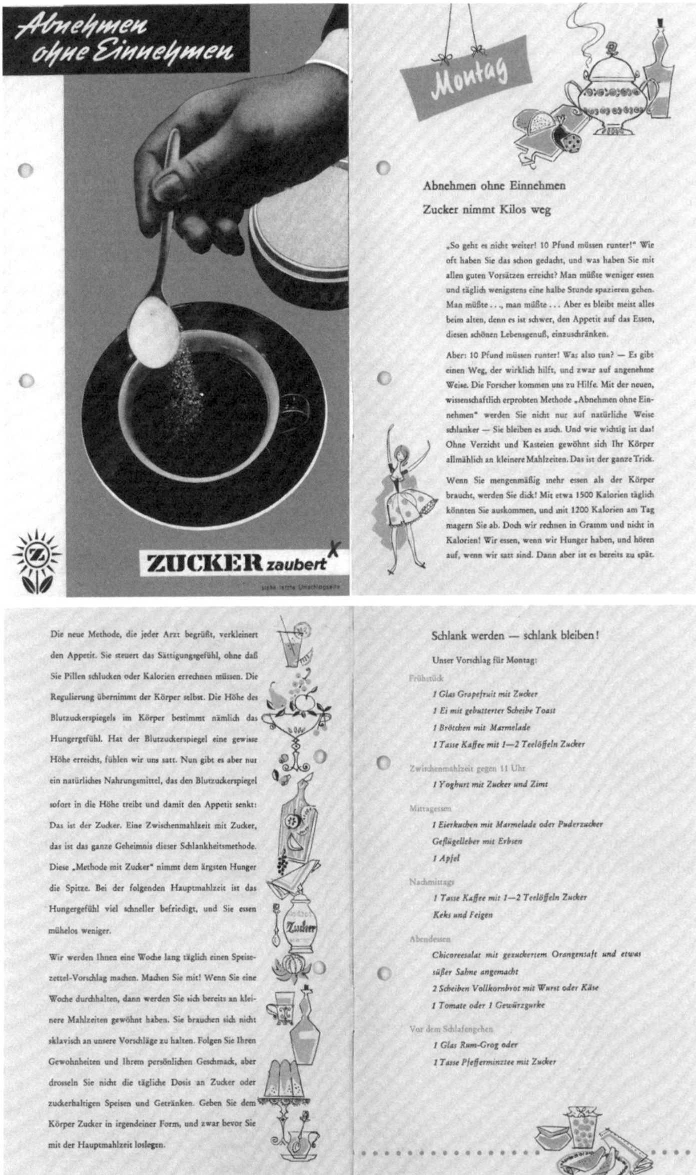

Abnehmen ohne Einnehmen

ZUCKER zaubert

Montag

Abnehmen ohne Einnehmen

Zucker nimmt Kilos weg

„So geht es nicht weiter! 10 Pfund müssen runter!" Wie oft haben Sie das schon gedacht, und was haben Sie mit allen guten Vorsätzen erreicht? Man müßte weniger essen und täglich wenigstens eine halbe Stunde spazieren gehen. Man müßte . . ., man müßte . . . Aber es bleibt meist alles beim alten, denn es ist schwer, den Appetit auf das Essen, diesen schönen Lebensgenuß, einzuschränken.

Aber: 10 Pfund müssen runter! Was also tun? — Es gibt einen Weg, der wirklich hilft, und zwar auf angenehme Weise. Die Forscher kommen uns zu Hilfe. Mit der neuen, wissenschaftlich erprobten Methode „Abnehmen ohne Einnehmen" werden Sie nicht nur auf natürliche Weise schlanker — Sie bleiben es auch. Und wie wichtig ist das! Ohne Verzicht und Kasteien gewöhnt sich Ihr Körper allmählich an kleinere Mahlzeiten. Das ist der ganze Trick.

Wenn Sie mengenmäßig mehr essen als der Körper braucht, werden Sie dick! Mit etwa 1500 Kalorien täglich könnten Sie auskommen, und mit 1200 Kalorien am Tag magern Sie ab. Doch wir rechnen in Gramm und nicht in Kalorien! Wir essen, wenn wir Hunger haben, und hören auf, wenn wir satt sind. Dann aber ist es bereits zu spät.

Die neue Methode, die jeder Arzt begrüßt, verkleinert den Appetit. Sie steuert das Sättigungsgefühl, ohne daß Sie Pillen schlucken oder Kalorien errechnen müssen. Die Regulierung übernimmt der Körper selbst. Die Höhe des Blutzuckerspiegels im Körper bestimmt nämlich das Hungergefühl. Hat der Blutzuckerspiegel eine gewisse Höhe erreicht, fühlen wir uns satt. Nun gibt es aber nur ein natürliches Nahrungsmittel, das den Blutzuckerspiegel sofort in die Höhe treibt und damit den Appetit senkt: Das ist der Zucker. Eine Zwischenmahlzeit mit Zucker, das ist das ganze Geheimnis dieser Schlankheitsmethode. Diese „Methode mit Zucker" nimmt dem ärgsten Hunger die Spitze. Bei der folgenden Hauptmahlzeit ist das Hungergefühl viel schneller befriedigt, und Sie essen mühelos weniger.

Wir werden Ihnen eine Woche lang täglich einen Speisezettel-Vorschlag machen. Machen Sie mit! Wenn Sie eine Woche durchhalten, dann werden Sie sich bereits an kleinere Mahlzeiten gewöhnt haben. Sie brauchen sich nicht sklavisch an unsere Vorschläge zu halten. Folgen Sie Ihren Gewohnheiten und Ihrem persönlichen Geschmack, aber drosseln Sie nicht die tägliche Dosis an Zucker oder zuckerhaltigen Speisen und Getränken. Geben Sie dem Körper Zucker in irgendeiner Form, und zwar bevor Sie mit der Hauptmahlzeit loslegen.

Schlank werden — schlank bleiben!

Unser Vorschlag für Montag:

Frühstück
1 Glas Grapefruit mit Zucker
1 Ei mit gebutterter Scheibe Toast
1 Brötchen mit Marmelade
1 Tasse Kaffee mit 1—2 Teelöffeln Zucker

Zwischenmahlzeit gegen 11 Uhr
1 Yoghurt mit Zucker und Zimt

Mittagessen
1 Eierkuchen mit Marmelade oder Puderzucker
Geflügelleber mit Erbsen
1 Apfel

Nachmittags
1 Tasse Kaffee mit 1—2 Teelöffeln Zucker
Keks und Feigen

Abendessen
Chicoreesalat mit gezuckertem Orangensaft und etwas süßer Sahne angemacht
2 Scheiben Vollkornbrot mit Wurst oder Käse
1 Tomate oder 1 Gewürzgurke

Vor dem Schlafengehen
1 Glas Rum-Grog oder
1 Tasse Pfefferminztee mit Zucker

Grafik 18: Broschüre »Abnehmen ohne Einnehmen« der Werbekampagne »Zucker zaubert« (Informationen der Wirtschaft, zwischen 1960 und 1965, S. 1,3–5)

Liebe Hausfrau!

Heute kommen die „Süßschnäbel“ auf ihre Rechnung. Lesen Sie bitte: „Es darf genascht werden“. Das empfiehlt

IHR EDEKA KAUFMANN

Nudeln zerfallen leicht, wenn sie stark gekocht werden. Fügen Sie dem Kochwasser etwas Essig bei, dann bleiben die Nudeln „in Form“.

Um unangenehmen **Fisch- oder Zwiebelgeruch** aus dem Topf oder aus der Pfanne zu entfernen, genügt es, sie mit Zitrone oder Essig auszureiben.

Mutti hat Peter beim Naschen ertappt, aber als kluge Frau sieht sie nicht eine Unart, sondern ein Bedürfnis darin. Denn: Kinder brauchen Zucker!

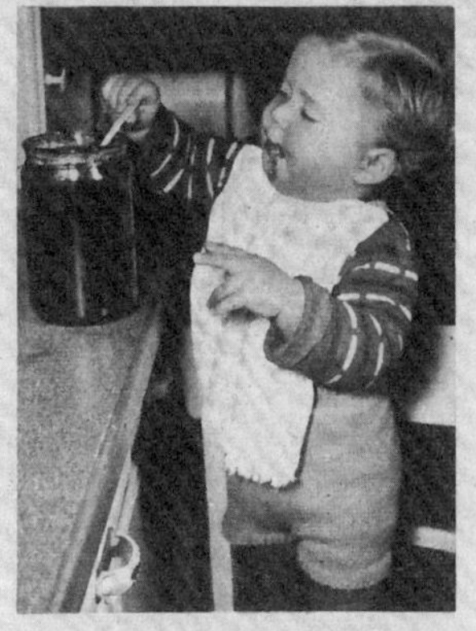

Es darf genascht werden!

Süßes Leben ist gesund

Kinder haben oft eine unüberwindliche Gier nach Süßigkeiten. Der Marmeladentopf ist – sehr zum Leidwesen der sparsamen Hausfrau – oft schneller leer als vorgesehen.

Ist diese Naschsucht, die auch zuweilen Erwachsene befallen kann, nur Ausdruck einer „Krankheit“ oder einer „Charakterschwäche“? Weder das eine noch das andere – sagen die Ernährungswissenschaftler.

Kinder wachsen schnell und verbrauchen viel größere Energiemengen als Erwachsene, um den Körper „anzuheizen“. Zucker wird bei spielenden Kindern außerordentlich rasch in Bewegung umgesetzt. Sie können den für die Muskelarbeit, für die Körperwärme und die Nerventätigkeit wichtigen Zukker nur in geringem Maße speichern, und auch ältere Menschen haben nur geringe Reserven an Zuckerstoffen in der Leber und in den Muskeln.

Normalerweise verfügt ein gesunder Erwachsener über nicht mehr als 300 g Zucker als „Einsatzreserve“ in seinem Körper. Das ist einer der Gründe für die unbestreitbare Tatsache, daß wir schon nach kurzdauernden körperlichen Anstrengungen Hunger bekommen und besser durchhalten, wenn wir immer mal wieder etwas zu uns nehmen. Wer erinnert sich nicht des nagenden Appetits nach einem ausgiebigen Seebad? Zu der anstrengenden, energieverbrauchenden sportlichen Anstrengung kommt noch die notwendige höhere Aufwendung des Körpers für die Warmhaltung des gesamten Organismus im kalten Waser. Wer seinen Blutzuckerwert ständig auf ausreichender Höhe hält, wirkt dem typischen Heißhungergefühl und Kräfteleerlauf am besten entgegen. Bei den Hauptmahlzeiten ißt man dann automatisch weniger, was auch für die schlanke Taille gut ist.

Die Neigung, tagsüber gelegentlich Süßigkeiten zu essen, ist also ganz normal und dient dem ständigen Nachschub an Arbeitswärme und Denkenergie.

Das interessiert die Hausfrau

Butter und Margarine lösen sich leicht und ohne Fettverlust vom Papier, wenn man die Packungen vorher einige Zeit in ganz kaltes Leitungswasser legt.

Zitronensaft, Wein und alle Kräuter verlieren Aroma und Würzkraft, wenn sie in kochende Speisen gegeben werden.

Wenn man dem **Kartoffelpufferteig** und dem **Eierkuchenteig** etwas Backpulver zusetzt, sind die Gerichte leichter verdaulich.

Kuchen, der sich nicht aus der Form löst, hüllt man ihn in ein immer wieder mit kaltem Wasser angefeuchtetes Tuch. Nach ungefähr 15 Minuten läßt er sich sauber herauslösen.

Grafik 19: Als redaktioneller Text getarnte Fabrikzuckerwerbung, erschienen in der »Kundenzeitschrift des Edeka Kaufmanns – Die kluge Hausfrau« (Edeka Verlagsgesellschaft, 1964, S. 2)

Kinder bekommen zu wenig Zucker

Veralterte Erziehungsprinzipien sind schuld

Enthalten viele Eltern ihren Kindern ein wichtiges Grundnahrungsmittel vor, nur weil es gut schmeckt? Weil viele Väter und Mütter meinen, sie verwöhnen ihre Kinder, wenn sie ihnen so viel von dem zu essen geben, was die Kinder besonders gern mögen? Diesen Eindruck erhält man, wenn man die Ergebnisse einer Umfrage studiert, die von der Gesellschaft für Marktforschung in Hamburg durchgeführt wurde.

Die Marktforscher befragten 600 Kinder zwischen vier und vierzehn Jahren nach ihren „Zuckergewohnheiten". Und die Kinder sagten bereitwillig aus. Die freundlichen „Tanten", die mit der Umfrage beauftragt waren sorgten dafür, daß die Kinder nicht bewußt oder unbewußt von den Eltern beeinflußt wurden: Sie baten, die Kinder allein sprechen zu dürfen, was die meisten Eltern auch gewährten.

Die Mitarbeiterinnen der Marktforschungsgesellschaft begannen ihre Interviews mit einer Frage, die scheinbar nichts mit Zucker zu tun hat. Sie wollten von den Kindern wissen, was sie gewöhnlich zu trinken bekommen — morgens, mittags, abends und zwischendurch. Das Ergebnis: Im Durchschnitt trinken zu 31 % Milch, zu 20 % Ersatzkaffee, zu 13 % Kakao, zu 12 % Fruchtsaft, außerdem — in geringen Mengen — Mischkaffee, echten Tee, Pfefferminztee und verschiedene andere Getränke. Diese Ergebnisse wurden höchst aufschlußreich, als die Kinder anschließend erzählten, was sie am liebsten trinken. Da änderte sich nämlich das Bild völlig.

Lieber Kakao als Ersatzkaffee

Neben der Milch, die bei 27 % der Kinder beliebt ist, stehen nun an der Spitze der Liste Kakao mit ebenfalls 27 % und Fruchtsaft mit 20 % — auf Kosten aller übrigen Getränke. Die Bearbeiter der Umfrage glauben, daß die Kinder nicht zufällig Kakao und Fruchtsaft als besonders begehrte Getränke genannt haben.

„Diese beiden Getränke", folgern sie, „die von Kindern lieber als andere getrunken werden, verlangen normalerweise eine erhebliche Zuckerzugabe". Es ist wohl kein Zufall, daß die idealen Kombinationen von Zucker mit Milch, bzw. Zucker mit Früchten von den Kindern eindeutig bevorzugt werden.

Zucker löffelweise

Daß dieser Schluß nicht aus der Luft gegriffen ist, daß Kinder wirklich ein starkes Bedürfnis nach Zucker haben, ergab eine weitere Frage: „Magst du den Zucker auch so essen? Während manche Kinder ohne Zögern „Ja" sagten, wurden andere verlegen und wollten erst nicht mit der Sprache heraus. Die Eltern, so stellten die Befragerinnen unschwer fest, sahen solche „Nascherei" nicht gern, und die Kinder gingen heimlich an die Zuckerdose. Insgesamt erklärten jedoch Dreiviertel aller Kinder schließlich, daß sie gern Zucker in reiner Form essen. Während gut die Hälfte dieser Kinder häufiger reinen Zucker ißt, ein paar Mal in der Woche, bekommen die anderen „nicht oft" Zucker.

Der ideale Energiespender

Da Zucker nicht teuer ist, dürften es in den wenigsten Fällen finanzielle Gründe sein, die die Eltern dazu veranlassen, den Hunger ihrer Kinder nach Zucker nicht zu befriedigen. Offenbar sind falsch verstandene Erziehungsprinzipien schuld daran. Diese Eltern vergessen aber, daß Zucker, obwohl er gut schmeckt, keineswegs Genußmittel, sondern eines der wichtigsten Grundnahrungsmittel ist, von dem Kinder besonders viel brauchen. Was sie an Bewegungen leisten, hält kein Erwachsener auf die Dauer aus. Um die nötige Muskelenergie zu erzeugen, gibt es aber keinen Energiespender, der konzentrierter ist und schneller wirkt als Zucker. Daher ist es kein Wunder, daß Kinder so viel Zucker verlangen.

Eltern aber, die ihre Kinder für naschhaft halten und sie zur Beherrschung erziehen wollen, indem sie ihnen Zucker verweigern, sollten es sich vom Kinderarzt bestätigen lassen: Das Verlangen des Kindes nach Nahrung ist untrüglich; das Kind verlangt nur das, was es wirklich braucht.

Dr. Thomas Geerdes

Grafik 20: Als redaktioneller Text getarnte Fabrikzuckerwerbung von Dr. Thomas Geerdes, erschienen in der Zeitung »Illustrierter Wochenspiegel« (Geerdes, 1960)

Energie durch Naschen

Kindlicher Appetit auf Süßes hat seine Gründe

Ein Kindermagen hält mehr aus, als Erwachsene sich vorstellen können. Und er muß auch vieles vertragen können, denn nicht nur Liebe — auch Energie geht durch den Magen! Das gilt ganz besonders für die Kleinen.

Während die Großen von sich aus häufiger am Tag eine kleine Ruhepause einlegen, erscheint es den Kindern als Zumutung, mitten im schönsten und wildesten Spiel auszusetzen, „nur“ um Kräfte zu sparen.

„Wie machen die Kinder das nur?“ fragt sich so manches Elternpaar, wenn es seine Kinder mal ein paar Stunden hintereinander beobachtet. Gerade die Kleinsten bringen eine Energie auf, die immer wieder verblüfft. Sie klettern treppauf — treppab, laufen und springen, spielen ausdauernd Fangen und Verstecken. Dann nehmen sie das Fahrrad oder den Roller, und weiter geht das Toben. Und am Abend könnte die Kissenschlacht noch Stunden dauern. Die Eltern sinken — wenn endlich Ruhe im Haus ist — in die nächsten Sessel und fragen sich: „Werden wir alt? Das könnten wir nie durchhalten.“

Doch die Energie der Kinder ist bei aller Be- und Verwunderung kein Wunder. Kinder holen sich jeden verbrauchten Energievorrat wieder — durch „Naschen“. Ein Griff in die Zuckerdose gibt schnell wieder Kraft. Denn kein anderes Nahrungsmittel wird vom Körper so rasch aufgenommen und gleich ins Blut transportiert wie Zucker. Deshalb sind Eltern, die ihren Kindern das Naschen verbieten, schlecht beraten.

Die Kalorienmenge, die Kinder verbrauchen, können sie gar nicht während der üblichen drei Hauptmahlzeiten auffüllen. Ein paar Zuckerstückchen, ein paar Löffel Marmelade, eine Handvoll Bonbons oder ein Riegel Schokolade geben ihnen zwischendurch die Energie, den erlebnisreichen, anstrengenden Tag durchzustehen, ohne am Abend vor Erschöpfung zusammenzubrechen.

Die Natur hat es klugerweise so eingerichtet, daß Kinder den wichtigen und schnell wirkenden Energieträger Zucker besonders lieben. Durch ihr Verlangen nach Süßem bewahren sie sich selbst vor Überforderung, ja sogar vor Krankheiten: Durch Überanstrengung sind Kinder gefährdet — sie werden nervös und unkonzentriert, die Schulleistungen lassen nach.

Auch wenn Kinder ihre Suppenkasperzeit haben — und bei jedem Kind gibt es Phasen der Appetitlosigkeit — wäre es das Unvernünftigste, was die Mutter tun kann, wenn sie „zur Strafe“ auch noch die süße Nachspeise streicht.

Natürlich sollen Süßigkeiten nicht die Mahlzeiten ersetzen. Am gesündesten — auch für die Großen — sind süße Zwischenmahlzeiten, gezuckertes Obst oder ein Milch-Mixgetränk. So wird Energie gemeinsam mit Vitaminen und Mineralien zugeführt.

Angelika Kauck

Grafik 21: Als redaktioneller Text getarnte Fabrikzuckerwerbung, erschienen in der »Oberbergischen Volkszeitung« (Kauck, 1970)

Betthupferl werden rehabilitiert

Stoffwechsel benötigt abends Zucker – Anschließend Zähne putzen!

Man könnte fast von einem echten seelischen Konflikt sprechen: Da liegt man im Bett mit frisch geputzten Zähnen und hat plötzlich das Verlangen nach irgendeiner Süßigkeit. Man weiß, daß es für die Zähne keinesfalls vorteilhaft ist, wenn man vor dem Schlafengehen eine Näscherei zu sich nimmt, es ist aber mehr als unbequem, dann nochmals aufzustehen und sich die Zähne zu putzen. Was soll man tun?

Es ist eine unbestrittene Tatsache, daß unser Leben immer süßer wird. Hier ist nicht das „dolce vita", das süße Leben mit Sex und leichten Mädchen gemeint, sondern die nüchterne Statistik der Verbrauchszahlen von Zucker. Haben unsere Urgroßeltern vor hundert Jahren kaum drei Kilo Zucker im Jahr verbraucht, so verwendeten unsere Großeltern um die Jahrhundertwende bereits siebzehn Kilo pro Kopf. Vor Beginn des Zweiten Weltkrieges betrug der jährliche Durchschnitt für jeden Mitteleuropäer sechsundzwanzig Kilogramm im Jahresverbrauch, und nunmehr hat man bereits die Zahl dreißig überschritten. Zucker wurde allmählich zu einem Volksnahrungsmittel und ist wegen seiner Billigkeit überall im Gebrauch.

Dank seinem hohen Kaloriengehalt gibt er rasch das Gefühl der Sättigung, und da er im menschlichen Stoffwechsel eine ganz entscheidende Rolle spielt, ist er vielfach auch wirkungsvollste Arznei. Denn die Leber, die größte Drüse des menschlichen Körpers, benötigt ständig Zucker in großer Menge, und es ist die leistungssteigernde Wirkung von allen Zuckerarten, vom Traubenzucker bis zum Honig ja genügend bekannt.

Doch die medizinische Forschung hat nachgewiesen, daß der Mensch in der heutigen Zeit, bei seiner nervlichen Überforderung, ein echtes Bedürfnis nach Zukker hat, daß es absolut nicht schädlich ist, Zucker regelmäßig zu sich zu nehmen, wenn das Körpergewicht dabei nicht ansteigt. Und dann hat man auch eine recht sensationelle Erkenntnis gewonnen: Zucker wird vom menschlichen Körper nicht immer gleich vertragen, in der Frühe und tagsüber ist das Verlangen nach Zucker nicht sehr groß, die Leber kann auch während des Tages den Zucker etwas schwerer verarbeiten.

Abends aber benötigt der Stoffwechsel dringend eine gewisse Zuckermenge, und es ist ja eine höchst bewährte Methode der Volksmedizin, die Schlaflosigkeit mit einem Glas Zuckerwasser am Abend zu bekämpfen.

Und damit zeigt sich das auch so beliebte und nicht auszurottende Betthupferl in einem ganz anderen Licht. Denn es ist tatsächlich für die Gesundheit ganz nützlich, abends, vor dem Schlafengehen, noch rasch etwas Süßes zu essen, es kann dann wirklich der Schlaf tiefer werden, und die entgiftende Funktion der Leber wird verstärkt.

Es bleibt aber die Notwendigkeit bestehen, die Zähne anschließend zu reinigen. Denn Zucker bildet in der Mundhöhle über Nacht eine Säure, die den Zahnschmelz zerstören kann, und nur eine gründliche Reinigung hilft vor der Zahnfäule. Dr. Heins Fidelsberger

Grafik 22: Als redaktioneller Text getarnte Fabrikzuckerwerbung, erschienen in der Zeitung »Neue Presse«, Coburg (Fidelsberger, 1965)

Der Hausarzt rät:

Süßes für gesunde Kinder

Viele Eltern machen sich unnötig Gedanken über die Sucht ihrer Kinder nach Süßigkeiten. Soll man diesem Verlangen nachgeben oder nicht?

Gesunde Kinder können bekanntlich nicht ruhig sitzen. Sie laufen und turnen den ganzen Tag herum.

Ihr Organismus verlangt besonders nach schnell in den Muskelzellen verheizbaren Stoffen, also nach Zucker, Schokolade und anderen kohlehydratreichen Nahrungsmitteln. Sie langen daher gern beim Kaffee kräftig in die Zucker- und Marmeladendose und lieber stark gesüßte Getränke.

Das ist bei einem lebhaften Kind, das sich viel in der frischen Luft tummelt, ganz natürlich und unschädlich, wenn es im übrigen gut und abwechslungsreich ernährt wird.

Daß man Kinder nicht kurz vor den Hauptmahlzeiten mit Schokolade und Leckereien vollstopft und ihnen so den Appetit nimmt, sollte dabei ebenso selbstverständlich sein wie die andere Regel, ihnen nach dem abendlichen Zähneputzen keine Bonbons mehr zu geben, um die Zähne zu schonen.

Eine auffällige, unbeherrschte Sucht nach Zuckerwerk kann allerdings auch auf Krankheit hindeuten. Man wird guttun, sich in solchen Fällen frühzeitig an den Arzt zu wenden.

So begann ein Junge, der seine Eltern immer wieder vergeblich um Zuckerwerk bat, Geld zu stehlen, um sich Süßigkeiten zu verschaffen. Es stellte sich heraus, daß er einen zu niedrigen Blutzucker-

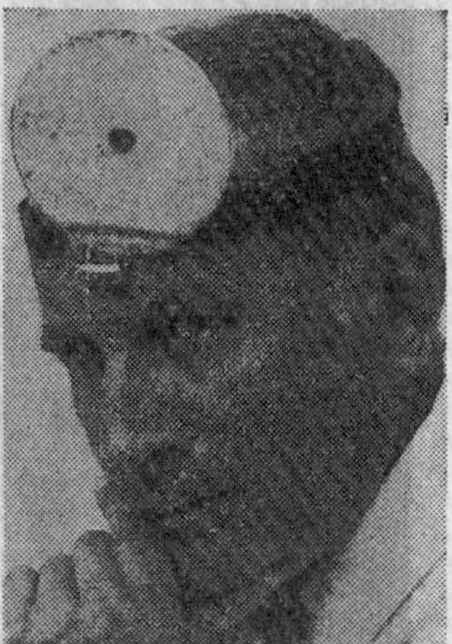

spiegel hatte. Der Blutzuckermangel hatte die Sucht hervorgerufen, und die Eltern hätten dem Jungen viel erspart, wenn sie früher zum Arzt gegangen wären.

Grafik 23: Als redaktioneller Text getarnte Fabrikzuckerwerbung ohne Autorenangabe, erschienen in der Zeitung »Abendzeitung«, München (Abendzeitung, 1962)

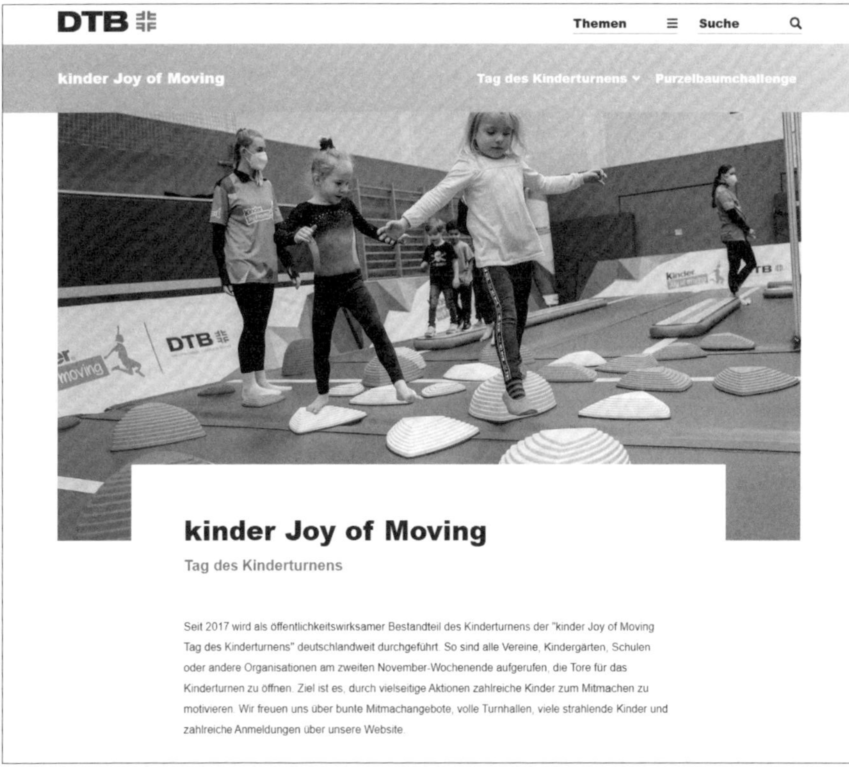

Grafik 24: kinder Joy of Moving – Screenshot der Webseite des Deutschen Turner-Bundes (Deutscher Turner-Bund, 2024)

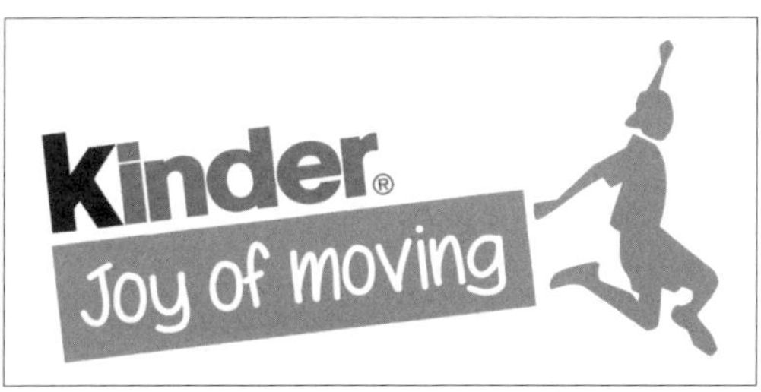

Grafik 25: Logo des Projektes »kinder Joy of moving« (Ferrero International S. A., 2024)

Diskreditierung von Gegenstimmen

Damit derartige Aussagen Bestand haben konnten, war die Diskreditierung von Menschen, die eine Gegenstimme darstellen, auch in Deutschland und Europa kontinuierlich ein wichtiges Mittel der Zuckerindustrie.

Derartige Angriffe trafen auch Dr. Max Otto Bruker und andere Menschen, die sich seinerzeit um echte Aufklärung über die Folgen des Fabrikzuckerkonsums bemühten. Strategien, mit denen gegen diese Menschen vorgegangen wurde, waren beispielsweise die Androhung rechtlicher Konsequenzen, die Diskreditierung ihrer Arbeit oder die Diffamierung ihrer Person. (Bruker & Gutjahr, 2024; Yudkin & Lustig, 2018) Im Folgenden soll auf einige Beispiele dazu in kurzer Form eingegangen werden.

Prof. Dr. John Yudkin

Ein Wissenschaftler, der, wie oben bereits angesprochen, wichtige Erkenntnisse über die Schädlichkeit des Fabrikzuckers hervorbrachte und in die Öffentlichkeit trug, war Prof. John Yudkin. Er arbeitete von 1954 bis zu seiner Emeritierung im Jahr 1972 als Professor für Ernährungswissenschaften der Universität London. In seinem Buch »Pure, White and Deadly« (»Rein, weiß und tödlich«) geht er unter anderem auf seine Erfahrungen mit der Zuckerindustrie und deren Verbänden ein. Als beispielsweise eine frühere Auflage dieses Buches im Jahr 1979 in der englischen Fassung vergriffen war, veröffentlichte das Bulletin der »World Sugar Research Organisation« (»Welt-Zucker-Forschungs-Organisation«, Nachfolger der früheren SRF) eine Kurzmeldung unter der Überschrift »Für Ihre Mülltonne«. Der Anzeigentext lautete: *»Leser von Science-Fiction werden zweifelsohne erschüttert sein zu erfahren, dass nach Aussage der Herausgeber das vorstehende Werk vergriffen und nicht mehr erhältlich ist.«* (s. Grafik 26, S. 61). (Yudkin & Lustig, 2018)

Doch nicht nur Yudkins Arbeit wurde auf diese Weise ins Lächerliche gezogen und abgewertet, auch Intrigen gegen seine Person waren ihm nicht fremd. Als er beispielsweise an einer Konferenz über die Schädlichkeit des Fabrikzuckers in Deutschland teilnahm, erhielt deren Veranstalter im Nachgang ein Schreiben eines österreichischen Kollegen. Darin hieß es, Prof. Yudkin sei in Wirklichkeit kein Universitätsprofessor und auch kein Lehrstuhlinhaber, sondern lediglich Gymnasiallehrer. Entsprechend habe er auch nie experimentelle Arbeit geleistet und sei sicherlich kein Wissenschaftler, den man ernst nehmen könne.

> **FÜR IHRE MÜLLTONNE**
>
> *Pure, White and Deadly. J. Yudkin. Davis-Poynter Ltd, London 1972.*
>
> Leser von Science-Fiction werden zweifelsohne erschüttert sein zu erfahren, dass nach Aussagen der Herausgeber das vorstehende Werk vergriffen und nicht mehr erhältlich ist.

Grafik 26: WSRO-Bulletin – Kurzmeldung »Für Ihre Mülltonne«, 1979 (nach Yudkin & Lustig, 2018, S. 182)

Prof. Yudkin machte den Verfasser des Schreibens, einen Herrn Dr. Göttinger, wiederholt darauf aufmerksam, dass er Inhaber des Lehrstuhls für Ernährung und Diätetik an der Universität London war und mehr als 300 Forschungsbeiträge in zahlreichen wissenschaftlichen und medizinischen Fachzeitschriften von internationalem Rang veröffentlicht hatte. Eine Antwort blieb jedoch aus. (Yudkin & Lustig, 2018)

Dr. Eduard Knellecken

Ein anderer, sehr ergreifender Fall ist ausführlich im Buch »Vorsicht Fluor« von Dr. Max Otto Bruker und Rudolf Ziegelbecker beschrieben und soll in diesem Rahmen nur kurz angerissen werden. (Bruker & Ziegelbecker, 2003) Es geht dabei um Dr. Eduard Knellecken, den ehemaligen Vorsitzenden der Kassenzahnärztlichen Vereinigung Nordrhein. Diese startete im Jahr 1977 unter dessen Leitung eine Kampagne zur Aufklärung über die schädlichen Wirkungen des Zuckerkonsums. (Berger, 1983; Yudkin & Lustig, 2018)

Sie schaltete Anzeigen in Zeitungen und Zeitschriften (s. Grafik 27, S. 62), versendete Briefe an Mediziner, Wissenschaftler und Politiker und setzte sich für legislative Maßnahmen, wie beispielsweise eine Zuckersteuer oder eine Einschränkung der irreführenden Werbeaktivitäten der Zuckerindustrie ein.

Zähne – Spiegel der Gesundheit.
Eine Information der Zahnärzte Nordrheins.

Wenn Sie mehr Gesundheit wollen, müssen Sie weniger Zucker essen. So einfach ist das.

Industriezucker verursacht Karies. Und Karies kann unter anderem Herzkrankheiten verursachen, Rheuma, Allergien. Weniger Industriezucker – weniger Karies. Weniger Karies – mehr Gesundheit. So einfach ist das.

Leider ist es nicht so einfach. Zucker zieht sich wie ein Spinnennetz über Ihr gesamtes Leben. Limonaden und viele Fruchtsäfte, Eiscremes, Kuchen, Fertigteige und Tomatenketchup liefern Ihnen Zucker und damit Karies ins Haus.
Marmelade kann rund 50 % Zucker sein. Obstkonserven sind meistens mit Zucker gesättigt. Instant-Schokoladenpulver und süße Brotaufstriche für Kinder sind oft mehr Zukker als alles andere.

Was Sie tun können, um das Zuckernetz zu zerreißen? –

Erstens: Kaufen Sie gesundheitsbewußter ein. Schauen Sie auf die Packung. Lesen Sie die Zusammensetzung. Das, wovon am meisten drin ist, muß an erster Stelle stehen.
Zweitens: Lassen Sie sich nicht von der Zuckerindustrie verdummen. Zucker ist nicht gesunde Energie und Freude, sondern Droge und Krankheit. Dagegen hilft auch Zähneputzen nichts.
Drittens: Sehen Sie in Ihrem Zahnarzt den Verbündeten im Kampf gegen die Volksseuche Karies. Gehen Sie zweimal im Jahr zu ihm.

Zähne gut – alles gut.
Ihr Zahnarzt in Nordrhein.

Grafik 27: Anzeige der Kassenzahnärztlichen Vereinigung Nordrhein zur Amtszeit von Dr. Knellecken (Bruker & Ziegelbecker, 2003, S. 139)

Diese Bemühungen waren von Erfolg gekrönt: Der Absatz für Zucker und Süßigkeiten sank in Nordrhein in jener Zeit um 300 Millionen Mark im Jahr. Doch es wurde mit einer massiven Diffamierungskampagne entgegengesteuert.

Dr. Knellecken wurde beschuldigt, in großem Stil Finanzmittel veruntreut zu haben. Die Aktivitäten zur Gesundheitsaufklärung in diesem Bereich stoppten, und eine jahrelange Hetzjagd folgte, die Herrn Knellecken und auch ihm nahestehenden Personen finanziell und gesundheitlich massiv schadete. Durch Gerichtsurteile wurde er Jahre später rehabilitiert, doch der persönliche Schaden, den er erlitten hatte, konnte dadurch nicht aufgehoben werden.

Und auch die Aufklärungsarbeiten der Kassenzahnärztlichen Vereinigung Nordrhein wurden nicht fortgesetzt. Im Gegenteil: In der Zwischenzeit hatte Dr. Knelleckens Nachfolger im Amt eine Vereinbarung unterzeichnet, in welcher sich die KZV Nordrhein verpflichtete, ihre künftige Gesundheitsaufklärung mit der Wirtschaftsvereinigung Zucker abzustimmen. Dies schien auch zu geschehen: Im Rundfunk wurde beispielsweise wenig später im Namen der

KZV Nordrhein verkündet, gegen den täglichen Verzehr einer ganzen Tafel Schokolade nach dem Essen sei nichts einzuwenden. Entsprechend stieg der Absatz von Zucker und Süßigkeiten nach dem Weggang Dr. Knelleckens um 1,5 Milliarden D-Mark im Jahr. (Berger, 1983; Bruker & Ziegelbecker, 2003; Yudkin & Lustig, 2018)

Dr. Max Otto Bruker

Auch zwischen Dr. Max Otto Bruker und der Zuckerindustrie kam es im Laufe dessen langjähriger Aufklärungsarbeit wiederholt zu Auseinandersetzungen. Ein entscheidender Grund hierfür war, dass Dr. Bruker den für die Zuckerindustrie gefährlichen Nachweis erbrachte, dass die Umsetzung der vielfältigen wissenschaftlichen Erkenntnisse in der ärztlichen Praxis Wirkung zeigte.

Im Jahr 1970 schrieb er: *»Seit 1938 wurden diese Ernährungsrichtlinien in meiner ärztlichen Praxis und seit 1947 außerdem an den Kranken des Krankenhauses Eben-Ezer in Lemgo systematisch durchgeführt und ausgewertet. Die an über zehntausend klinischen und ambulanten Patienten erzielten außergewöhnlichen Heilerfolge bedeuten die praktische Bestätigung dessen, was die theoretischen Erwägungen über die Nahrungsveränderung im Laufe der letzten hundert Jahre und die Ergebnisse der wissenschaftlichen Nahrungsforschung erwarten ließen: Die Zahnkaries und Paradentose (Anm.: heute »Parodontose«), die Stuhlverstopfung, die Leber- und Gallenerkrankungen, ein Teil der Magen-Darm-Erkrankungen, die Fettsucht, die meisten Erkrankungen des Bindegewebes und Bewegungsapparates, die Arteriosklerose mit Herzinfarkt und Thrombose und bis zu einem gewissen Grade der Krebs lassen sich durch eine Vollwertkost im dargestellten Sinne verhüten und je nach Stadium heilen. Die Hauptursachen liegen in denaturierten Nahrungsmitteln, unter denen die Auszugsmehle und der Fabrikzucker die wesentlichste Rolle spielen. Bei Erkrankungen, die bisher jeder anderen Behandlung getrotzt haben, sind mit dieser Ernährung ungeahnte Heilerfolge zu erzielen. Selbst in weit fortgeschrittenen Stadien praktisch unheilbarer Erkrankungen ist oft noch ein Stillstand oder sogar noch eine gewisse Besserung zu erzielen.«* (Bruker, 1970, S. 355–356)

Im Laufe seiner weiteren Berufstätigkeit wurden aus den hier genannten zehntausend Patienten über fünfzigtausend und natürlich erregten seine Erfolge Aufmerksamkeit. Dr. Bruker galt seinerzeit als einer der bekanntesten Ärzte

Deutschlands, der Kongresshallen mit Tausenden von Besuchern füllte und Bücher verfasste, die sich millionenfach verkauften. (Bruker, 2022)

Demnach ist es in Anbetracht der bisherigen Ausführungen nicht verwunderlich, dass auch ihn Prozessandrohungen erreichten. Doch noch ausgeprägter waren verschiedene Unternehmungen zur Rufschädigung. So gab es beispielsweise Flugblätter mit übler Nachrede, die weit verbreitet in der Bundesrepublik auftauchten, insbesondere in Naturkostläden, welche damals häufig seine Bücher im Sortiment führten. Man warf ihm politische Motivationen vor, behauptete, vitalstoffreiche Vollwertkost schade Kindern, und brachte Veranstalter dazu, bereits vereinbarte Vorträge abzusagen. (Bruker, 1985)

Dr. Bruker formulierte dazu: *»Wie gefährlich meine Äußerungen für bestimmte Kreise zu sein scheinen, wird auch daran deutlich, dass man in den letzten Jahren immer wieder versucht hat, mich zu bedrohen und durch Rufmord mundtot zu machen. So wurde ich z. B. zunächst als links- und, als das nicht fruchtete, als rechtsradikal verschrien. Wer sich mit meiner 60-jährigen ärztlichen Tätigkeit befasst, erkennt mühelos, dass ich weder links noch rechts einzuordnen bin, sondern nur geradeaus und mein ganzes Leben in den Dienst der Menschen gestellt habe, ohne Ansehen der Nation und Hautfarbe.«* (Bruker, 2022, S. 382)

Aktivitäten der Süßwaren- und Süßgetränkeindustrie

Natürlich ist es jedoch nicht nur die Zuckerindustrie, die in der Einflussnahme auf die öffentliche Meinung eine entscheidende Rolle spielt. Auch die zuckerverarbeitende Industrie, wie beispielsweise Süßwaren- und Süßgetränkehersteller, sind in diesem Bereich sehr aktiv. So betrug beispielsweise laut einer Auswertung des international führenden Marktforschungsinstituts Nielsen Media alleine das Budget für deutsche Fernsehwerbung der Süßwarenindustrie im Jahr 2022 rund 898 Millionen Euro. (Gürtler, 2023) Werden hierbei zusätzlich zu klassischen »Süßigkeiten« auch andere Produkte mit einem sehr hohen Fabrikzuckergehalt, wie etwa Kuchen, Süßgebäck oder Desserts, mitbetrachtet, liegt das Werbebudget sogar bei über 1,1 Milliarden Euro und nimmt damit mehr als der Hälfte der gesamten TV-Marketingausgaben für Nahrungsmittel in Deutschland ein. (Nielsen Media Germany GmbH, 2023)

Doch auch in der heutigen Zeit spielen bei der Einflussnahme auf die öffentliche Meinung nicht nur klar erkennbare Werbeanzeigen eine große Rolle, sondern auch andere, teils verborgene Formen der Beeinflussung. Als Beispiel hierfür soll im Folgenden kurz auf die sogenannten »Coca Cola Leaks« eingegangen werden.

Die »Coca Cola Leaks«

Coca Cola, der weltweit größte Süßgetränkehersteller, investiert seit Jahren sehr viel Geld und Aufwand in die Beeinflussung der Öffentlichkeit und das nicht nur über klassische Werbung, wie sie sicherlich allgemeinhin bekannt ist.

Einige spannende Details dieser Aktivitäten offenbarten sich im Jahr 2015. Damals wurden zahlreiche E-Mail-Korrespondenzen zwischen Coca Cola und Wissenschaftlern verschiedener Universitäten »geleakt« und ausgewertet.

In diesen zeigte sich beispielsweise, dass Coca Cola ein globales Netzwerk von Wissenschaftlern finanzierte, das sogenannte »Global Energy Balance Network«. Ziel dieses Netzwerks sei es gewesen, die Aufmerksamkeit vom Zusammenhang zwischen gezuckerten Getränken und Adipositas abzulenken und stattdessen auf eine inadäquate körperliche Betätigung zu richten. (Serodio et al., 2020)

Hiermit wird sich einer Argumentation bedient, die sich in Diskussionen rund um die Schädlichkeit des Fabrikzuckers häufig findet: Es sei nicht wichtig, was ein Mensch esse oder trinke, sondern nur, dass er mehr Kalorien verbrenne als er aufnehme. Bei dieser Behauptung handelt es sich um eine medizinisch nicht haltbare Aussage, die dennoch bis in die heutige Zeit immer wieder aufgegriffen wird und die dadurch leider auch heutzutage einige Menschen für wahr halten.

Die Coca Cola Company versuchte, jene Message erneut aktiv in die Öffentlichkeit zu tragen, unter anderem, indem sie verschiedene Kongresse zu Bewegung und öffentlicher Gesundheit finanziell unterstützte und beeinflusste. So war sie beispielsweise in den Jahren 2012 und 2014 Sponsor des ICPAPH (International Congress of Physical Activity and Public Health = Internationaler Kongress zu körperlicher Aktivität und öffentlicher Gesundheit).

Coca Cola formulierte dazu: *»Wir sind nicht in Abstimmungen zu Tagesordnung, Themenbereichen und Rednern involviert. [...] Wenn wir wissenschaftliche Symposien in Verbindung mit einer Veranstaltung wie der ICPAPH veranstalten, be-*

steht unsere Rolle lediglich darin, die Experten einzuladen und ihnen ihre Reisekosten und Spesen zu erstatten. Wir haben keinen Einfluss auf die Auswahl der Themen oder die Informationen, die sie präsentieren.« (Wood et al., 2020, S. 4)

Entgegen dieser Behauptung offenbarten die ausgewerteten E-Mails, dass Coca Cola Themen festlegte, die auf den Kongressen präsentiert werden sollten und dabei auch selbstfinanzierte Forschungsnetzwerke und Gesundheitsinitiativen aktiv in Szene setzte. Darüber hinaus ging aus der Mail-Korrespondenz hervor, dass Coca Cola die Kongresse konkret nutzte, um Beziehungen zu bekannten Wissenschaftlern und Führungskräften des öffentlichen Gesundheitswesens zu etablieren und zu festigen, um den eigenen Einflussradius zu erweitern. Außerdem wurden die Kongresse, wie bereits angesprochen, ganz effektiv als Plattform dafür genutzt, die wissenschaftliche Debatte rund um das Themengebiet »Übergewicht« weg von Süßgetränken und hin zur körperlichen Betätigung zu verschieben. (Wood et al., 2020)

kinder Joy of Moving

Ein anderes Beispiel für eine derartige Art der Positionierung – in diesem Fall eines Süßwarenherstellers – entstammt einer Zuschrift einer Gesundheitsberaterin GGB, die sich ehrenamtlich in einem Sportverein engagiert. Dieser nimmt jährlich am »Tag des Kinderturnens« des Deutschen Turner-Bundes teil, an dem sich lokale Vereine beteiligen können, um bei Kindern Freude an Bewegung zu wecken.

Als diese Gesundheitsberaterin im letzten Jahr mit der Organisation beginnen wollte, sei sie sehr überrascht gewesen: Seit 2022 sei Ferrero Hauptsponsor der Veranstaltung. In diesem Sinne wurde der »Tag des Kinderturnens« sogar umbenannt, und zwar in »kinder Joy of Moving«. »Kinder« ist hierbei entsprechend der Produktmarke »kinder« klein geschrieben. An einigen Stellen taucht der Schriftzug auch explizit mit integriertem »kinder«-Logo auf (s. Grafik 24, S. 59 und Grafik 25, S. 59). (Deutscher Turner-Bund, 2024; Ferrero International S. A., 2024)

Für die Durchführung des Events stand es den lokalen Ausrichtern des Tages zudem frei, eine umfangreiche Gratis-Materialbox anzufordern: Entsprechend waren jedoch auch hierbei alle Plakate und Flyer mit dem »kinder«-Logo versehen.

Ähnlich der Aktivitäten der Coca Cola Company zeigt sich auch hier der deutliche Versuch, die eigenen, gesundheitsschädlichen, fabrikzuckerhaltigen Produkte mit Bewegung und einem gesunden Lebensstil in Verbindung zu bringen.

Strategie 4: Beeinflussung der Politik

Auf die vierte übergeordnete Strategie, die Beeinflussung der Politik, soll in diesem Rahmen nur sehr knapp eingegangen werden, auch wenn es sich hierbei natürlich ebenfalls um einen Themenbereich handelt, zu dem sich sehr vieles berichten ließe.

Sowohl Zucker- als auch zuckerverarbeitende Industrie sind sehr gut in Lobbyverbänden organisiert und damit mit gewichtigen Budgets in der politischen Einflussnahme sowohl auf nationaler als auch auf internationaler Ebene vertreten.

Alleine im Jahr 2016 gaben Nahrungsmittelhersteller, Handelsverbände und Lobby-Organisationen der Zuckerindustrie nach eigenen Angaben 21,3 Millionen Euro aus, um Einfluss auf das Europaparlament auszuüben. (Ainger & Klein, 2016)

Verhinderung der Lebensmittelampel

Als Beispiel soll im Folgenden kurz auf die sogenannte FDE (»FoodDrink-Europe« = »Essen, Trinken, Europa«) eingegangen werden. Sie gilt als größte Lobbyorganisation der Nahrungsmittelindustrie in Brüssel und vertritt unter anderem Firmen wie Coca Cola, Ferrero, Nestle, Unilever und Südzucker. Die FDE ist Mitglied in zahlreichen Expertengruppen der EU-Kommission und setzt sich immer wieder effektiv gegen Regulierungen des Zuckers ein. (Lobby-Control, 2024)

Besonders aktiv engagierte sie sich (beziehungsweise damals noch ihre direkte Vorgängerorganisation) beispielsweise in den Jahren 2009 und 2010 gemeinsam mit anderen Organisationen gegen die Einführung der Ampel-Kennzeichnung. Die damals angedachte sogenannte »Lebensmittelampel« hätte unter anderem vor hohen Zuckermengen in Produkten warnen sollen. Doch bevor diese hätte beschlossen werden können, wurden die Mitglieder des Europäischen Parlaments durch Tausende von E-Mails, Briefen, Telefonanrufen, Berichten, Vorträgen und Konferenzen davon überzeugt, gegen den Entwurf zu stimmen und einen freiwilligen Ansatz zu bevorzugen. (Euractiv, 2010; LobbyControl, 2024)

Entsprechend wurde die Einführung der Lebensmittelampel abgelehnt. Inzwischen gibt es in Deutschland den Nutri-Score als Kennzeichnung für verarbeitete Nahrungsmittel – und zwar auf freiwilliger Basis.

Auf diesen Score wirkt sich ein hoher Fabrikzuckergehalt zwar ebenfalls negativ aus, er kann jedoch mit anderen Bestandteilen, wie hohen Eiweißmengen oder künstlich hinzugefügten Ballaststoffen verrechnet werden. Eine Unterscheidung zwischen Fabrikzucker und natürlich vorkommendem Zucker erfolgt nicht. Zudem wird keine Aussage über die ökologische Qualität der Zutaten oder über enthaltene Zusatz- und Schadstoffe getroffen. Ob ein Lebens- oder Nahrungsmittel wirklich gesund ist, kann der Nutri-Score demnach nicht bewerten. (Bundesministerium für Ernährung und Landwirtschaft, 2024)

Streitpunkt Zuckersteuer

Ein weiteres Beispiel für fortwährende politische Einflussnahme zeigt sich in Diskussionen rund um das Thema »Zuckersteuer«.

Im Jahr 2022 formulierte der Direktor für Gesundheitsförderung der WHO, Dr. Ruediger Krech: *»Steuern auf zuckergesüßte Getränke können ein wirksames Instrument zur Förderung der Gesundheit sein, da sie Leben retten und Krankheiten vorbeugen, gleichzeitig die gesundheitliche Chancengleichheit fördern und Einnahmen für die Länder mobilisieren, die zur Verwirklichung der allgemeinen Gesundheitsversorgung verwendet werden könnten.«* (World Health Organization, 2022)

Dennoch wird die Zuckersteuer von entsprechenden Interessengruppen immer wieder massiv bekämpft. In Dänemark bestand beispielsweise 80 Jahre lang eine Steuer auf zuckerhaltige Getränke, bevor sie im Jahr 2014 eingestellt wurde, nachdem Lobbyverbände Druck auf Politiker ausgeübt hatten. (Ainger & Klein, 2016) Argumente waren hierbei beispielsweise, durch die Steuer käme es zu einem Verlust von Arbeitsplätzen, zudem habe sie keinen positiven Effekt auf die Gesundheit. (Scott-Thomas, 2013)

Auf ähnliche Weise wurden Steuern auf zuckerhaltige Getränke auch in Finnland, Irland und Slowenien verhindert oder abgeschafft. (Ainger & Klein, 2016)

Allerdings gab es durchaus auch Auseinandersetzungen zu diesem Thema, die einen anderen Ausgang fanden: So wurde beispielsweise in Großbritannien im Jahr 2018 trotz starken Gegenwindes eine Steuer auf zuckerhaltige Getränke eingeführt, um kindlichem Übergewicht entgegenzuwirken. (Ainger & Klein, 2016; Public Health England, 2020) Dadurch kam es von 2015 bis 2019 zu einer Reduktion der Menge an durch gesüßte Getränke verkauften Zucker um 35,4 %. Das entspricht 47.000 Tonnen Fabrikzucker. (Public Health England, 2020)

Auch in Deutschland sprechen sich aktuell einige Stimmen für eine Steuer auf zuckerhaltige Getränke aus. Passend dazu erschien im November 2023 eine Studie, die modellhaft errechnete, was eine gestaffelte Zuckersteuer bewirken könnte.

Sie kam zu dem Ergebnis, dass alleine in Deutschland durch diese relativ einfache politische Maßnahme über einen Zeitraum von 20 Jahren 3.400 Schlaganfälle, 69.800 Fälle von koronarer Herzkrankheit, über 72.000 Fälle von Adipositas und mehr als 244.000 Fälle von Diabetes Typ 2 verhindert oder verzögert werden könnten. Modellrechnungen zufolge könne es dadurch außerdem zu Einsparungen im Gesundheits- und Sozialsystem in Höhe von 16 Milliarden Euro kommen. (Emmert-Fees et al., 2023)

AUSBLICK

Derartige positive Zukunftsszenarien schenken Hoffnung – und nicht nur sie. Viele Inhalte dieser Schrift konnten nur aufgeführt werden, weil es weltweit zahlreiche engagierte Menschen gibt, die sich dafür einsetzen, bestehende Missstände aufzudecken.

In den letzten Jahren wurde viel Arbeit zur wissenschaftlichen Aufarbeitung vergangener Korruptionsfälle geleistet, und viele gemeinnützige Organisationen setzen sich für mehr Transparenz ein. Außerdem gibt es natürlich auch in der heutigen Zeit einige Ärzte und Wissenschaftler, die sich derartigen Themen trotz aller Widerstände widmen.

Auch wenn es entmutigend sein kann, von den zahlreichen hier aufgeführten, über die Jahrzehnte verteilten Beispielen von Desinformation, Manipulation und Korruption zu lesen, soll dieses Buch demnach auch Hoffnung wecken.

Die unterschiedlichen Industriezweige mit ihren Vereinigungen und ihrem enormen Finanzgewicht erscheinen schnell übermächtig. Und doch sind wir ihnen als Bürger und Verbraucher nicht hilflos ausgeliefert. Daher soll diese Schrift enden mit der Frage: Was können wir tun?

Klarheit statt Verwirrung

Zuerst möchte ich vorschlagen: Lassen Sie uns Klarheit in die Verwirrung bringen. Nicht umsonst formulierte schon Konfuzius:

»Wenn die Begriffe nicht richtig sind,
so stimmen die Worte nicht;
stimmen die Worte nicht,
so kommen die Werke nicht zustande.« (Konfuzius, 1975, S. 131)

Die zahlreichen Verwirrungen rund um die Begriffe »Zucker« und »Fabrikzucker« helfen der Industrie seit Jahrzehnten, Zusammenhänge zu verschleiern und Unstimmigkeiten aufrechtzuerhalten. Deshalb ist es ratsam, wie bereits Dr. Bruker empfahl, den Begriff »Fabrikzucker« zu verwenden, wenn fabrikatorisch hergestellter Zucker gemeint ist – unabhängig davon, ob es sich dabei um weißen Haushaltszucker, braunen Zucker, Sirups, Dicksäfte oder ähnliches handelt.[8]

All diese hochverarbeiteten Produkte, die vollständig oder fast vollständig frei sind von Vitalstoffen, haben negative Auswirkungen auf den Stoffwechsel und sind für eine gesunde Ernährung weder notwendig noch sinnvoll. Sie sind in ihrer Wirkung nicht mit natürlich vorkommendem Zucker in Lebensmitteln zu vergleichen und sollten deshalb auch sprachlich von diesem unterschieden werden.

Kritische Überprüfung von Forschungsergebnissen

Als zweites möchte ich Sie ermutigen, kritisch zu bleiben. Nicht nur Werbeanzeigen oder Artikel, sondern auch Forschungsarbeiten dürfen und sollten kritisch hinterfragt werden. Nicht alles, was eine Studie ergeben hat, ist wahr. Natürlich liegt hierbei eine große Verantwortung im Bereich der Ärzte und verschiedener Gremien, Interessenkonflikte zu überprüfen, bevor Inhalte in eigene Empfehlungen oder gar Behandlungen integriert werden.

Doch auch jeder Einzelne, egal wie wissenschaftlich versiert er ist, ist in der Lage, Forschungsergebnisse zu hinterfragen. Und zwar mit einfachem logischem Denken. Unser Körper hat sich evolutionär über Millionen von Jahren an eine natürliche Ernährung angepasst. Kann es da wirklich sein, dass wir ein hochverarbeitetes Nahrungsprodukt wie Fabrikzucker brauchen, welches in dieser Form vergleichsweise erst seit Kurzem existiert? Nein. Was wir dagegen wissen, ist, dass eine natürliche, vitalstoffreiche Ernährung zur Gesunderhal-

---

8 Anmerkung: Zu Fabrikzuckerarten zählen unter anderem (industriell hergestellt) Fruchtzucker, Milchzucker, Malzzucker, Traubenzucker, sog. Vollrohrzucker, Sucanat, Ur-Süße, Ur-Zucker, Rapadura, Demerara, Rübensirup, Ahornsirup, andere Siruparten, Apfeldicksaft, Birnendicksaft, Melasse, Gerstenmalz, Maltodextrin, Frutilose, Leucrose usw. (Bruker & Gutjahr, 2024).

tung sicher günstig ist, unabhängig davon, welche Studie das in Abrede stellen möchte.

Eigenverantwortung übernehmen

Der Beeinflussung der Öffentlichkeit können wir entgegentreten, indem wir Eigenverantwortung übernehmen. *Wir* entscheiden, wie wir leben und uns ernähren wollen, nicht die Industrien, deren potenzielle Kunden wir sind und die versuchen, uns über Werbekampagnen zu suggerieren, wir bräuchten ihre Produkte, um glücklicher, zufriedener oder gesünder zu sein.

Besonders wichtig finde ich es dabei auch, den Fokus zurück auf das Wesentliche zu lenken. Immer wieder passiert es, auch im Kontext anderer Themen, dass durch eine Verlagerung auf Nebenschauplätze oder die Diskreditierung beteiligter Personen vom eigentlichen Kern einer Diskussion abgelenkt wird. In diesem Fall ist es entscheidend, von der Personenebene oder Nebensächlichkeiten wegzukommen und den eigentlichen Inhalten wieder den Raum zuzugestehen, der für eine ernsthafte Auseinandersetzung mit einem Thema erforderlich ist.

Aktionen, Projekte und Aufklärung

Ebenso wenig ausgeliefert sind wir der letzten der vier hier besprochenen Strategien, der Beeinflussung der Politik. Selbstverständlich spielen Finanzmittel dabei eine große Rolle und doch zeigt die Vergangenheit, dass auch kleine Initiativen tatsächlich etwas bewirken können.

Anfangs wurde bereits erwähnt, dass die Tabakindustrie lange Zeit ähnliche Strategien nutzte wie die Zuckerindustrie. Doch trotz all ihrer Bemühungen kam es in diesem Bereich in den letzten Jahren zu massiven Veränderungen.

In diesem Sinne, denke ich, können wir alle durch verschiedene Aktionen, Projekte und vor allem Aufklärung etwas dazu beitragen, dass sich die Veränderungen, die sich auch im Umgang mit Fabrikzucker bereits abzeichnen, in eine positive Richtung weiterentwickeln.

Letztendlich liegt die Chance auf Veränderung in Hoffnung und Engagement – aller scheinbaren Aussichtslosigkeit zum Trotz.

LITERATURVERZEICHNIS

Abendzeitung (1962) »Der Hausarzt rät: Süßes für gesunde Kinder«, *Abendzeitung*, München, 18. Februar 1962.

Ainger, K. & Klein, K. (2016) *A spoonful of sugar: How the food lobby fights sugar regulation in the EU.*

Berger, H. (1983) »Demokratische Inquisition: Weil er sich für die Gesundheit einsetzte, wird sein Leben zerstört.«, *Der Naturarzt*, No. 10, S. 14–17.

Bibby, B. G. (1990) *Food and the teeth*, New York, Vantage.

Bruker, M. O. (1962) *Der Zucker als pathogenetischer Faktor: Gesammelte Forschungsergebnisse als Basis für umwälzende Erneuerungen der Diätetik*, 1. Aufl., Bad Homburg v. d. H., Schwabe & Co.

Bruker, M. O. (1970) *Schicksal aus der Küche: Die ernährungsbedingten Zivilisationskrankheiten, ihre Ursachen, ihre Verhütung und ihre Heilbarkeit*, 1. Aufl., St. Georgen, Schnitzer-Verlag.

Bruker, M. O. (1985) *Die silbernen Löffel des Herrn Cropp.*

Bruker, M. O. (2022) *Unsere Nahrung – unser Schicksal*, 53. Aufl., Lahnstein, Emu-Verlag.

Bruker, M. O. & Gutjahr, I. (2024) *Zucker, Zucker: Krank durch Fabrikzucker; Von süßen Gewohnheiten, dunklen Machenschaften und bösen Folgen für die Gesundheit*, 14. Aufl., Lahnstein, Emu-Verlag.

Bruker, M. O. & Ziegelbecker, R. (2003) *Vorsicht Fluor: Das Kariesproblem*, 6. Aufl., Lahnstein, Emu-Verlag.

Bundesministerium für Ernährung und Landwirtschaft (2024) *Hilfestellung für Unternehmen – Verwendung des Nutri-Score* [Online]. Verfügbar unter https://www.bmel.de/DE/themen/ernaehrung/lebensmittel-kennzeichnung/freiwillige-angaben-und-label/nutri-score/naehrwertkennzeichnung-hilfestellungen.html (Abgerufen am 13. August 2024).

Cleave, T. L. (1974) *The saccharine disease: Conditions caused by the taking of refined carbohydrates such as sugar and white flour*, Bristol, John Wright.

Dawber, T. R., Moore, F. E. & Mann, G. V. (1957) »II. Coronary Heart Disease in the Framingham Study«, *American Journal of Public Health and the Nations Health*, Vol. 47, 4_Pt_2, S. 4–24.

Deutsche Gesellschaft für Ernährung (2003) *50 Jahre DGE – Ernährungswissen im Wandel der Zeit*, 1. Aufl., Bonn, DGE.

Deutsche Gesellschaft für Ernährung (2016) *Die Dreidimensionale DGE-Lebensmittelpyramide: Arbeitsblätter zur Fachinformation* [Online], Bonn. Verfügbar unter https://www.dge.de/fileadmin/dok/gesunde-ernaehrung/ernaehrungsempfehlung/pyramide/200714-DGE-Arbeitsblaetter-03-formular.pdf (Abgerufen am 20. August 2024).

Deutscher Turner-Bund (2024) *kinder Joy of Moving: Tag des Kinderturnens* [Online]. Verfügbar unter https://www.dtb.de/kinder-joy-of-moving/tag-des-kinderturnens (Abgerufen am 22. März 2024).

Dufty, W. (1996) *Zucker-Blues: Suchtstoff Zucker*, 1. Aufl., Frankfurt am Main, Affoltern a. A., Zweitausendeins.

Edeka Verlagsgesellschaft (1964) »Es darf genascht werden!: Süßes Leben ist gesund«, *Die Kluge Hausfrau – Kundenzeitschrift des Edeka Kaufmanns*, 31. Juli 1964, S. 2.

Emmert-Fees, K. M. F., Amies-Cull, B., Wawro, N., Linseisen, J., Staudigel, M., Peters, A., Cobiac, L. J., O'Flaherty, M., Scarborough, P., Kypridemos, C. & Laxy, M. (2023) »Projected health and economic impacts of sugar-sweetened beverage taxation in Germany: A cross-validation modelling study«, *PLoS medicine*, Vol. 20, No. 11, e1004311.

Euractiv (2010) *Food industry wins battle on ›traffic light‹ labels* [Online]. Verfügbar unter https://www.euractiv.com/section/health-consumers/news/food-industry-wins-battle-on-traffic-light-labels/ (Abgerufen am 20. März 2024).

Ferrero International S.A. (2024) *kinder Joy of moving* [Online]. Verfügbar unter https://www.kinderjoyofmoving.com/int/de/home (Abgerufen am 15. August 2024).

Fidelsberger, H. (1965) »Betthupferl werden rehabilitiert: Stoffwechsel benötigt abends Zucker – Anschließend Zähne putzen!«, *Neue Presse*, 8. Februar 1965.

Food and Drug Administration (2020) *SCOGS (Select Committee on GRAS Substances): Search: Sucrose* [Online]. Verfügbar unter https://www.cfsanappsexternal.fda.gov/scripts/fdcc/?set=SCOGS&sort=Sort substance&order=ASC&startrow=1&type=basic&search=sucrose (Abgerufen am 16. März 2024).

Fryar, C.D., Carroll, M.D. & Afful, J. (2020) *Prevalence of Overweight, Obesity, and Severe Obesity Among Adults Aged 20 and Over: United States, 1960–1962 Through 2017–2018,* National Center for Health Statistics [Online]. Verfügbar unter https://www.cdc.gov/nchs/data/hestat/obesity-adult-17-18/obesity-adult.htm#Citation (Abgerufen am 19. März 2024).

GBD 2021 Diabetes Collaborators (2023) »Global, regional, and national burden of diabetes from 1990 to 2021, with projections of prevalence to 2050: A systematic analysis for the Global Burden of Disease Study 2021«, *Lancet (London, England)*, Vol. 402, No. 10397, S. 203–234.

Geerdes, T. (1960) »Kinder bekommen zu wenig Zucker: Veralterte Erziehungsprinzipien sind schuld«, *Illustrierter Wochenspiegel*, 22. Juli 1960.

Geerdes, T. (1963) *Zucker: Ein Grundnahrungsmittel und seine Geschichte*, Stuttgart, Stuttgarter Verlagskontor.

Grobe, T.G., Weller, L., Braun, A. & Szecsenyi, J. (2024) BARMER Arztreport 2024: Digitale Gesundheitsanwendungen – DiGA, Berlin, Barmer Institut für Gesundheitssystemforschung.

Gürtler, T. (2023) »6 Grafiken zeigen: So hart würde das Süßwaren-Werbeverbot deutsche Sender treffen«, *Wirtschaftswoche*, 27. Februar 2023 [Online]. Verfügbar unter https://www.wiwo.de/unternehmen/dienstleister/fernsehwerbung-6-grafiken-zeigen-so-hart-wuerde-das-suesswaren-werbeverbot-deutsche-sender-treffen/28944190.html (Abgerufen am 11. September 2024).

Gutsch, H. (zwischen 1960 und 1965) *Postkarte Zucker gibt Kraft: Süße Geburtstagsgrüße*, Berlin, Paloma Cards + Arts, No. 335.

Haller, A. von (2001) *Gefährdete Menschheit: Ursache und Verhütung der Degeneration*, 10. Aufl., Stuttgart, Hippokrates Verl.

Heidemann, C., Du, Y., Schubert, I., Rathmann, W. & Scheidt-Nave, C. (2013) »Prävalenz und zeitliche Entwicklung des bekannten Diabetes mellitus: Ergebnisse der Studie zur Gesundheit Erwachsener in Deutschland (DEGS1)«, *Bundesgesundheitsblatt, Gesundheitsforschung, Gesundheitsschutz*, Vol. 56, 5-6, S. 668–677.

Imfeld, A. (1983) *Zucker*, 1. Aufl., Zürich, Unionsverlag.

Informationen der Wirtschaft (zwischen 1960 und 1965) *Abnehmen ohne Einnehmen: Zucker zaubert – nimm deshalb mehr!*

Informationen der Wirtschaft (1960a) »Die entscheidende Sekunde: Zucker zaubert – nimm deshalb mehr!«, *Stern*, 26. März 1960.

Informationen der Wirtschaft (1960b) »Ihr Kind ist ein Schwerarbeiter: Zucker zaubert – nimm deshalb mehr!«, *Das Beste aus Reader's Digest*, 05/1960.

Informationen der Wirtschaft (1960c) »Der Urlaub muß kein Ende haben: Zucker zaubert – nimm deshalb mehr!«, *Das Beste aus Reader's Digest*, 06/1960.

Informationen der Wirtschaft (1960d) »Zucker zaubert: nimm deshalb mehr!«, *Praline – Illustrierte für Heim und Mode, Reise und Unterhaltung*, 27. September 1960.

Informationen der Wirtschaft (1960e) »›Er ist entlassen!‹: Zucker zaubert – nimm deshalb mehr!«, *Das Beste aus Reader's Digest*, 10/1960.

Informationen der Wirtschaft (1961a) »Auf den Spuren des Lebens: Zucker zaubert – nimm deshalb mehr!«, *Westermanns Monatshefte*, 02/1961, S. 82.

Informationen der Wirtschaft (1961b) »Zucker zaubert: Darin liegt doppelte Wirkung ...«, *Quick*, 7. Mai 1961.

Informationen der Wirtschaft (1968) »Wissen Sie eigentlich, wie gesund er ist?: Zucker zaubert«, *Stern*, 26. Februar 1968, S. 39.

Informationen der Wirtschaft (1970) »verliebt: Zucker zaubert«, *Brigitte mit Constanze*, 10. Juli 1970.

Jiang, Y., Pan, Y., Rhea, P. R., Tan, L., Gagea, M., Cohen, L., Fischer, S. M. & Yang, P. (2016) »A Sucrose-Enriched Diet Promotes Tumorigenesis in Mammary Gland in Part through the 12-Lipoxygenase Pathway«, *Cancer research*, Vol. 76, No. 1, S. 24–29.

Jungvogel, A., Wendt, I., Schäbethal, K., Leschnik-Bonnet, E. & Oberritter, H. (2013) »Überarbeitet: Die 10 Regeln der DGE«, *Ernährungs Umschau*, No. 11, M644-M645.

Kauck, A. (1970) »Energie durch Naschen: Kindlicher Appetit auf Süßes hat seine Gründe«, *Oberbergische Volkszeitung*, 8. Oktober 1970.

Kearns, C. E., Apollonio, D. & Glantz, S. A. (2017) »Sugar industry sponsorship of germ-free rodent studies linking sucrose to hyperlipidemia and cancer: An historical analysis of internal documents«, *PLoS biology*, Vol. 15, No. 11, e2003460.

Kearns, C. E., Glantz, S. A. & Apollonio, D. E. (2019) »In defense of sugar: a critical analysis of rhetorical strategies used in The Sugar Association's award-winning 1976 public relations campaign«, *BMC public health*, Vol. 19, No. 1, S. 1150.

Kearns, C. E., Glantz, S. A. & Schmidt, L. A. (2015) »Sugar industry influence on the scientific agenda of the National Institute of Dental Research's 1971 National Caries Program: a historical analysis of internal documents«, *PLoS medicine*, Vol. 12, No. 3, e1001798.

Kearns, C. E., Schmidt, L. A. & Glantz, S. A. (2016) »Sugar Industry and Coronary Heart Disease Research: A Historical Analysis of Internal Industry Documents«, *JAMA internal medicine*, Vol. 176, No. 11, S. 1680–1685.

Konfuzius (1975) *Kungfutse: Lun Yu. Gespräche*, Düsseldorf/Köln, Eugen Diederichs Verlag.

Lee, Y.-T. H., Fang, J., Schieb, L., Park, S., Casper, M. & Gillespie, C. (2022) »Prevalence and Trends of Coronary Heart Disease in the United States, 2011 to 2018«, *JAMA cardiology*, Vol. 7, No. 4, S. 459–462.

LobbyControl (2024) *FoodDrinkEurope* [Online]. Verfügbar unter https://lobbypedia.de/wiki/FoodDrinkEurope (Abgerufen am 19. März 2024).

McGandy, R. B., Hegsted, D. M. & Stare, F. J. (1967a) »Dietary fats, carbohydrates and atherosclerotic vascular disease«, *The New England journal of medicine*, Vol. 277, No. 4, 186-92 contd.

McGandy, R. B., Hegsted, D. M. & Stare, F. J. (1967b) »Dietary fats, carbohydrates and atherosclerotic vascular disease«, *The New England journal of medicine*, Vol. 277, No. 5, 242-7 concl.

Nielsen Media Germany GmbH (2023) *Bereinigte Werbetrends 2022 der Mediengruppe Fernsehen: Vorläufige Zahlen der Brutto-Werbeausgaben auf Basis der Tarife der Werbeträger, Werte gerundet*, Exklusive Daten der Wirtschaftswoche für Gürtler, 2023.

Public Health England (Hg.) (2020) *Sugar reduction: Report on progress between 2015 and 2019* [Online]. Verfügbar unter https://assets.publishing.service.gov.uk/government/uploads/system/uploads/attachment_data/file/984282/Sugar_reduction_progress_report_2015_to_2019-1.pdf (Abgerufen am 20. März 2024).

Robert Koch Institut (2024) *Diabetes surveillance: Years of life lost (YLL)* [Online]. Verfügbar unter https://diabsurv.rki.de/Webs/Diabsurv/DE/diabetes-in-deutschland/4-37_Verlorene_Lebensjahre_YLL.html (Abgerufen am 19. März 2024).

Schillinger, D., Tran, J., Mangurian, C. & Kearns, C. (2016) »Do Sugar-Sweetened Beverages Cause Obesity and Diabetes? Industry and the Manufacture of Scientific Controversy«, *Annals of internal medicine*, Vol. 165, No. 12, S. 895–897.

Schüssel, K., Schlotmann, A., Weirauch, H., Brückner, G., Schröder, H., Wissenschaftliches Institut der AOK & Räker, M. (2022) *Gesundheitsatlas Deutschland. Koronare Herzkrankheit: Verbreitung in der Bevölkerung Deutschlands.*

Scott-Thomas, C. (2013) *Denmark to scrap decades-old soft drink tax* [Online]. Verfügbar unter https://www.foodnavigator.com/Article/2013/04/25/Denmark-to-scrap-decades-old-soft-drink-tax.

Serodio, P., Ruskin, G., McKee, M. & Stuckler, D. (2020) »Evaluating Coca-Cola's attempts to influence public health ›in their own words‹: analysis of Coca-Cola emails with public health academics leading the Global Energy Balance Network«, *Public health nutrition*, Vol. 23, No. 14, S. 2647–2653.

The Sugar Association (2016) *The Sugar Association Response to University of Texas MD Animal Study Linking Sugar to Cancer* [Online]. Verfügbar unter https://www.sugar.org/resources/releases/the-sugar-association-response-to-university-of-texas-md-animal-study-linking-sugar-to-cancer/ (Abgerufen am 16. März 2024).

Wirtschaftliche Vereinigung Zucker e. V. & Centrale Marketinggesellschaft der deutschen Agrarwirtschaft (zwischen 1966 und 1973) *Gesund durch den Winter: Zucker zaubert.*

Wood, B., Ruskin, G. & Sacks, G. (2020) »How Coca-Cola Shaped the International Congress on Physical Activity and Public Health: An Analysis of Email Exchanges between 2012 and 2014«, *International journal of environmental research and public health*, Vol. 17, No. 23.

World Health Organization (2022) *WHO calls on countries to tax sugar-sweetened beverages to save lives* [Online]. Verfügbar unter https://www.who.int/news/item/13-12-2022-who-calls-on-countries-to-tax-sugar-sweetened-beverages-to-save-lives (Abgerufen am 20. August 2024).

World Health Organization (2023) *Total fat intake for the prevention of unhealthy weight gain in adults and children: WHO guideline* [Online]. Verfügbar unter https://iris.who.int/bitstream/handle/10665/370421/9789240073654-eng.pdf?sequence=1 (Abgerufen am 20. August 2024).

Yudkin, J. (1957) »Diet and coronary thrombosis hypothesis and fact«, *Lancet (London, England)*, Vol. 273, No. 6987, S. 155–162.

Yudkin, J. (1982) *Süss, aber gefährlich: Der Zucker-Report*, 2. Aufl., Hopferau, Bioverlag Gesundleben.

Yudkin, J. & Lustig, R. H. (2018) *Pur, weiß, tödlich: Warum der Zucker uns umbringt – und wie wir das verhindern können*, 3. Aufl., Lünen, Systemed Verlag.

Würdigung:
Mein Großer Dank für die wertvolle Hilfestellung in Recherche und Vorarbeit für dieses Buch gilt Mathilde Sailer, Gerold Tillinger und Johannes Lutz.

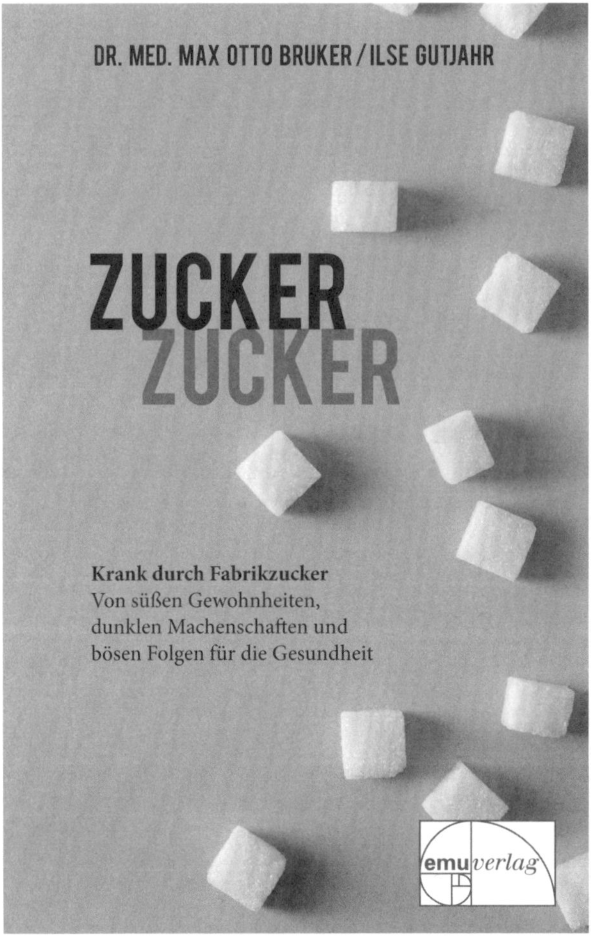

Dr. M. O. Bruker/
Ilse Gutjahr
Zucker, Zucker ...
ISBN 978-3-89189-034-9

Dr. Bruker konstatiert: »Zucker ist nicht nur süß, sondern gefährlich. ›Zucker zaubert‹ – sagt die Industrie. Ich belege: Zucker zaubert Krankheiten herbei. Denn längst hängen die Industrienationen am Zucker wie Fixer an der Nadel. Das ist eine gesundheitspolitische Tragödie von kriminell anmutenden Ausmaßen.«
Unerschrocken schildert der Autor aus 60-jähriger ärztlicher Praxis seine Erfahrungen mit dem Schadstoff Zucker und prangert die als wissenschaftliche Fakten getarnten Werbestrategien der Zucker- und Süßwarenindustrie an.

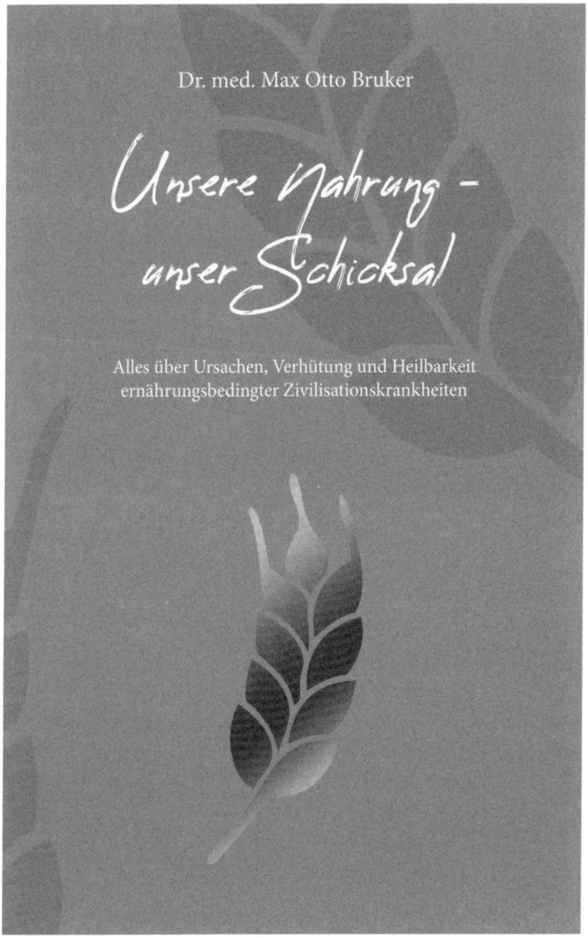

Dr. M. O. Bruker
Unsere Nahrung –
unser Schicksal
ISBN 978-3-89189-223-7

Die medizinische Forschung schreitet immer weiter voran, doch die Menschen werden immer kränker. Warum? Achtzig Prozent aller Krankheiten, so Dr. M. O. Bruker, sind vermeidbare, ernährungsbedingte Zivilisationskrankheiten.
Dieses Buch ist der Klassiker der Vollwerternährung. Hier erfahren Sie, warum wir in unserer Wohlstandsgesellschaft – trotz allem Überfluss – mangelernährt sind und mit welcher Ernährung sich verschiedenste Krankheiten, vom Gebissverfall über Rheuma, Nieren- und Gallenstein, Hauterkrankungen und Infektanfälligkeit bis hin zum Herzinfarkt, vermeiden lassen.

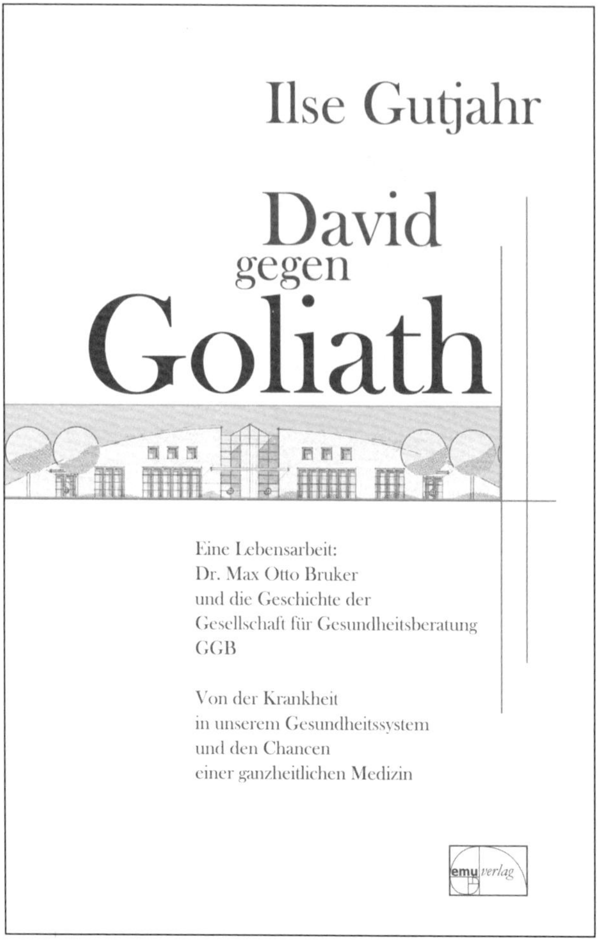

Ilse Gutjahr
David gegen Goliath
ISBN 978-3-89189-195-7

David gegen Goliath – ein oft bemühtes Bild. Doch für dieses außergewöhnliche Buch könnte es kaum treffender sein. Erzählt wird die dramatische Krankengeschichte der Autorin und die daraus entstandene Zusammenarbeit mit dem Medizinrebellen und Ernährungspionier Dr. med. M. O. Bruker.

Über 25 Jahre umspannt diese Erfolgsgeschichte in Sachen Zivilcourage. Es ist der Kampf gegen ein von Lobbyismus und Filz durchwachsenes Gesundheitssystem, das diesen Namen schon lange nicht mehr verdient.

Es ist zugleich das leidenschaftliche Plädoyer für eine ganzheitliche, menschliche Medizin.

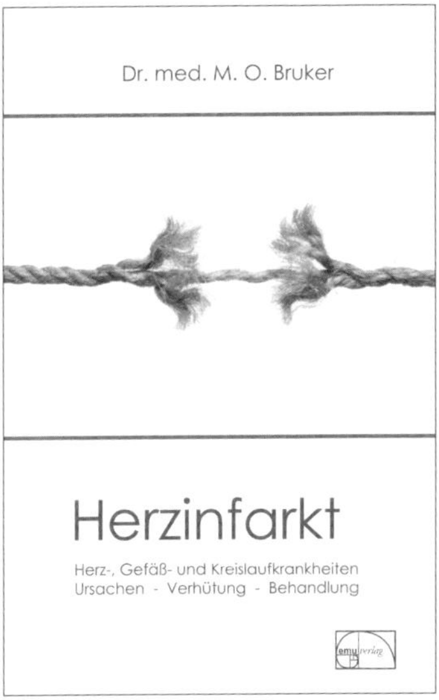

Dr. M. O. Bruker
Herzinfarkt
ISBN 978-3-89189-007-3

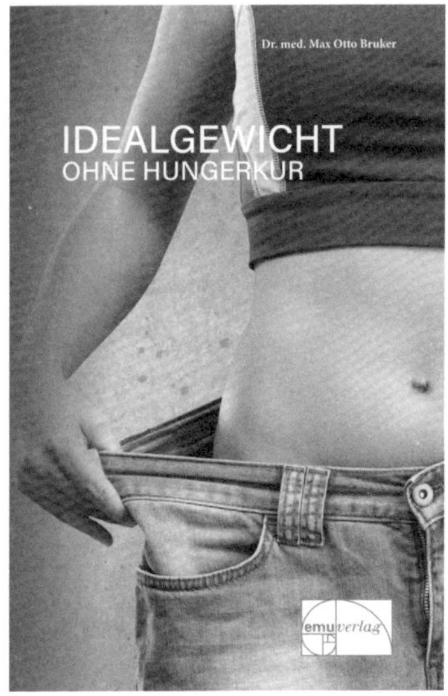

Dr. M. O. Bruker
Idealgewicht ohne Hungerkur
ISBN 978-3-89189-005-9

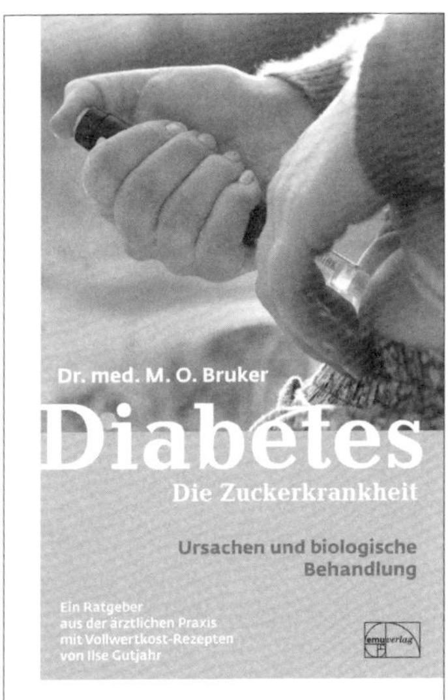

Dr. M. O. Bruker
Diabetes
ISBN 978-3-89189-012-7

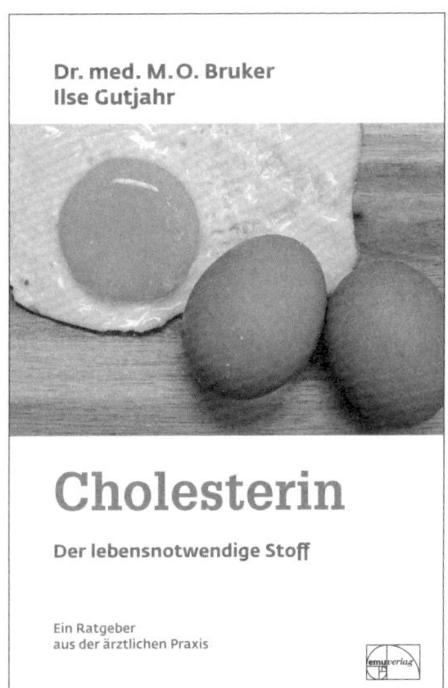

Dr. M. O. Bruker/Ilse Gutjahr
Cholesterin
ISBN 978-3-89189-036-3